Ayuno de Agua

Descubra los secretos de la pérdida de Peso, Anti-Envejecimiento, Autofagia, y Cetosis con Ayuno Intermitente, en días Alternos y Prolongado

Indice

INTRODUCCIÓN 1

CAPÍTULO UNO: ETAPAS DEL AYUNO DE AGUA 6

FASES DEL AYUNO DE AGUA 6

Preparación para el Ayuno 6

El Período de Ayuno 8

Autocuidado en el Ayuno 8

Después del Ayuno 9

¿QUÉ LE SUCEDE A NUESTRO CUERPO CUANDO AYUNAMOS? 10

BENEFICIOS DEL AYUNO DE AGUA 11

El Ayuno de Agua puede facilitar la pérdida de Peso 11

El Ayuno retarda el Proceso de Envejecimiento 11

Reciclaje Celular Mejorado 12

CAPÍTULO DOS: ¿CÓMO HACER UN AYUNO DE AGUA? 13

ELIJA LA DURACIÓN DE SU AYUNO 13

COMIENZA EL AYUNO 15

ROMPIENDO EL AYUNO 18

CAPÍTULO TRES: AYUNO INTERMITENTE 20

¿QUÉ ES EXACTAMENTE EL AYUNO INTERMITENTE? 20

¿CUÁLES SON LAS DIFERENCIAS ENTRE LOS MÉTODOS DE AYUNO
INTERMITENTE? 21

DIFERENCIA ENTRE AYUNO INTERMITENTE E INANICIÓN 24

AYUNO INTERMITENTE – PUNTOS A CONSIDERAR ANTES DE AYUNAR..............28

BENEFICIOS DEL AYUNO INTERMITENTE 31

1. El ayuno Intermitente altera la función de las células y hormonas. 31

2. El Ayuno facilita la pérdida de peso y la reducción de la grasa del vientre...32

4. El Ayuno Intermitente puede ser beneficioso para la salud del corazón..33

5. El Ayuno Intermitente puede disminuir el estrés oxidativo y la inflamación del cuerpo....34

6. Los procesos inducidos por el Ayuno intermitente que abordan la reparación celular...34

7. El ayuno puede ayudar a prevenir el cáncer..............................34

8. El Ayuno intermitente es excelente para la salud mental. 35

9. El Ayuno Intermitente puede ayudar a combatir el Mal de Alzheimer......35

10. El ayuno intermitente aumenta su vida útil. 36

11. Es un método más positivo para sentirse bien que otros planes de dieta. 36

12. El Ayuno Intermitente simplifica su estilo de vida. 39

13. El Ayuno establece una clara rutina de alimentación. 40

14. El Ayuno Intermitente es altamente beneficioso para los atletas...........41

DESVENTAJAS DEL AYUNO INTERMITENTE.......................................43

El Ayuno Intermitente puede conducir a desórdenes alimenticios...............43

Obsesión enfermiza con la comida. 44

Excesiva dependencia de la cafeína. 45

El ayuno puede causar intolerancia a la comida. 45

Desnutrición. 46

El Ayuno puede incrementar el estrés. 46

PREGUNTAS FRECUENTES ACERCA DEL AYUNO INTERMITENTE 46

P. ¿El ayuno intermitente es apto para las mujeres? 46

P. ¿El ayuno intermitente conduce a un estado de inanición?.....................48

P. ¿Está permitido el consumo de bebidas y/o jugos durante el ayuno intermitente? 50

P. ¿En promedio, cuántas calorías debe consumir una persona mientras sigue el plan de ayuno intermitente? 52

P. ¿El ayuno intermitente disminuye la tasa de metabolismo del cuerpo? ..53

P. ¿Se puede tomar algún suplemento para simplificar el proceso del ayuno? 53

PRINCIPALES ERRORES QUE LA GENTE COMETE MIENTRAS PRACTICA EL AYUNO INTERMITENTE 54

1. Va a una velocidad vertiginosa amigo. 55

2. Seleccionar un plan que no corresponde a su estilo de vida. 55

3. Comer demasiado durante la ventana de comida. 56

4. No comer bien durante la fase de alimentación. 56

5. Tratar de hacer demasiadas cosas al mismo tiempo. 57

6. Mayor obsesión con la ventana de alimentación y el tiempo de comer del ayuno. 57

7. No tomar suficiente agua. 59

CAPÍTULO CUATRO: AYUNO EN DÍAS ALTERNOS Y EXTENDIDO...61

AYUNO EN DÍAS ALTERNOS. 61

Beneficios del Ayuno en días Alternos. 63

AYUNO EXTENDIDO 65

Beneficios del Ayuno Extendido 65

CONSTRUIR UNA RESERVA NUTRICIONAL MIENTRAS AYUNA 68

CAPÍTULO CINCO: AYUNAR PARA PERDER PESO. EL PRINCIPIO CIENTÍFICO Y CÓMO HACERLO CORRECTAMENTE 70

CONSEJOS PARA EL SEGUIMIENTO DEL AYUNO. LA FORMA PARA PERDER PESO CON EL AYUNO. 72

Ayunar en combinación con un entrenamiento puede hacer maravillas. 72

Coma cuando quiera durante la fase de comida. 75

Controle su ingesta de carbohidratos, grasa mala y azúcar. 75

CAPÍTULO SEIS: DESBLOQUEO DE LOS SECRETOS DE AUTOFAGIA Y CETOSIS 77

BENEFICIOS DE LA AUTOFAGIA. 78

1. Puede incrementar su vida útil. 78

2. Promueve la desintoxicación natural. 79

3. Retrasa el proceso de envejecimiento. 79

CINCO MANERAS DE AUTO-COMERSE O INDUCIR LA AUTOFAGIA. 79

1. Ejercicio. 80

2. Reducir la ingesta de carbohidratos. 80

3. Ayuno. 81

4. Ayuno de Proteínas 82

5. La Dieta Cetógenica. 83

CETOSIS 84

¿LA CETOSIS PUEDE SER BENEFICIOSA? 86

ENTRAR EN EL ESTADO DE CETOSIS. 88

CAPÍTULO SIETE: MITOS DESMENTIDOS SOBRE EL AYUNO 95

Mito 1 – El Ayuno disminuye el metabolismo del cuerpo. 95

Mito 2 – Ganará peso cuando termine el ayuno. 97

Mito 3 – El ayuno lo mantiene con la energía baja. 98

Mito 4 – Comer pequeñas comidas mantiene controlado su nivel de azúcar en la sangre. 100

Mito 5: El ayuno causa pérdida de masa muscular. 101

Mito 6: Saltarse el desayuno hace que engorde. 102

Mito 7: Nuestro cerebro necesita un suministro constante de glucosa. 103

CONCLUSIÓN 105

Introducción

Seguro que usted ha escuchado mucho sobre el ayuno de agua hoy en día. Parece la última moda de pérdida de peso y se ha popularizado de gran manera. Permítame decirle: está aquí para quedarse porque tiene muchos beneficios si se hace correctamente. Hay muchos conceptos erróneos y mitos sobre el ayuno de agua que desmentiremos a lo largo del camino. Sin embargo, es un moda bastante asentada, por lo que debe conocer sus beneficios y cómo usarlo correctamente. Entendamos primero el concepto de ayuno de agua.

¿De qué se trata el ayuno de Agua?

El ayuno es una forma de restringir la ingesta de alimentos, que se ha practicado desde la antigüedad con varios propósitos, incluida la religión. El ayuno de agua es un tipo de ayuno que impide a una persona comer todo menos beber agua. Ha aumentado en popularidad como un método de pérdida de peso en la nueva era, aunque ha existido durante miles de años.

Hoy en día, incluso si no consume nada durante aproximadamente 8-12 horas, se considera ayuno. Técnicamente, ¿no estamos todos ayunando a pesar de que ni siquiera nos damos cuenta? La mayoría de nosotros ayunamos desde la noche hasta la mañana cuando rompemos nuestro ayuno. Esta es exactamente la razón por la que nuestra primera comida del día se llama desayuno. Otras criaturas están siempre en ayunas cuando enferman. Los seres humanos son probablemente las únicas formas de vida que comen mientras están enfermos a pesar de que nuestro cuerpo nos indica que hagamos lo contrario. Por lo tanto, el ayuno es una parte normal e integral de nuestros patrones dietéticos, no es algo nuevo. Desde los tiempos primitivos y a lo largo de la evolución, nuestros cuerpos están conectados para ayunar. Contrariamente a la percepción popular, el ayuno no es insano o arriesgado si se realiza correctamente. Tiene toneladas de beneficios para la salud.

Durante el período de ayuno de agua, una persona no consume ningún otro alimento o bebida. La ingesta se limita exclusivamente al agua, que se cree que facilita la pérdida de peso y la buena salud. Los estudios también han señalado el hecho de que, aunque el ayuno ocasional puede beneficiar los objetivos de pérdida de peso a corto plazo, otros métodos pueden ser más efectivos a largo plazo. Para asegurarse de obtener resultados óptimos de su ayuno de agua, prepárese bien y elija un buen momento para estar sin comer. Seleccione un momento en el que su cuerpo no necesite mucha energía si planea hacer un ayuno de agua.

Ha habido un montón de publicidad sobre el ayuno de agua como un medio para perder peso rápidamente y construir un cuerpo sano. Tiene muchos beneficios, no se puede negar eso. Sin embargo, también existen riesgos inherentes, los cuales se analizarán en detalle en los capítulos siguientes. Se cree que el ayuno de agua reduce el riesgo de enfermedades crónicas y puede desencadenar la autofagia, un proceso fisiológico que ayuda al cuerpo a descomponer y reciclar partes viejas y desgastadas de las células de su cuerpo. Aunque tradicionalmente se utiliza con fines religiosos, hoy en día, el ayuno de agua es popular como un ritual natural de salud y bienestar junto con la meditación.

Sin embargo, no se han realizado estudios e investigaciones extensas sobre el ayuno de agua, por lo que puede que no sea adecuado para todos. Lea todo acerca de los riesgos que conlleva y consulte a un médico experimentado y calificado antes de optar por el ayuno de agua.

Los ayunos de agua han existido durante varios siglos, aunque se practicaron con diferentes métodos con diferentes duraciones (generalmente de 5 a 40 días). La popularidad de los ayunos de agua también ha creado varias derivaciones en el método de ayuno tradicional. En los últimos años, ha habido muchas ramificaciones del ayuno original, donde los líquidos forman la base de los planes de comidas. Varios de estos ayunos han ofrecido resultados positivos con una disminución de la presión arterial.

Si bien, a primera vista, el ayuno de agua suena difícil, puede ser más fácil que otros tipos de ayuno, como el ayuno de jugo o de caldo. Los resultados también pueden ser mucho más efectivos, dependiendo de cómo y cuándo lo haga. Aunque algunas personas consumen café negro y bebidas sin calorías, estas no califican para un ayuno de agua. El ayuno de agua no es más que agua.

El ayuno de agua es cuando no se puede consumir nada excepto agua. La mayoría de los ayunos de agua duran entre 24 y 72 horas. Algo más largo que esto requiere supervisión médica porque puede ser peligroso. Algunas de las razones más comunes para el ayuno de agua son religiosas o espirituales, pérdida de peso, desintoxicación, beneficios para la salud y la preparación para procedimientos médicos. Las investigaciones han relacionado el ayuno de agua con sorprendentes beneficios para la salud, por lo que las personas se sienten atraídas a hacerlo. Se sabe que el ayuno de agua reduce el riesgo de enfermedades cardíacas, diabetes y varias formas de cáncer. También facilita la autofagia, como se mencionó anteriormente, que ayuda a que las células dañadas y de alto riesgo sean reemplazadas por células más nuevas y más sanas.

El ayuno de agua condujo a la creación de varias otras dietas populares que son versiones diferentes del ayuno: piense en el método de desintoxicación de limón. Esta versión de ayuno de agua le permite a la persona consumir una mezcla de pimienta de cayena, jugo de limón, jarabe de arce y agua con frecuencia durante el día hasta por una semana.

Si considera la perspectiva histórica, casi todas las religiones sugieren cierta forma de ayuno, y, sorprendentemente, nuestros ancestros eran conscientes de sus beneficios para la salud, aunque puede que no hayan sido científicamente probados por ellos. Debido a la escasez, la guerra, el hambre, las inundaciones y otras condiciones difíciles, las personas han ayunado por defecto a lo largo de la historia cuando no tenían acceso a los alimentos o durante largos viajes.

Aunque hoy, la idea de estar sin comer parece ridícula para algunas personas, nuestros antepasados probablemente se habrían reído ante la idea de consumir de 5 a 6 comidas al día. El concepto de 5-6 comidas al día era totalmente desconocido antes de los tiempos modernos. Por lo tanto, los patrones de ayuno y los planes de comidas evolucionan en un período de tiempo de acuerdo con las circunstancias y condiciones que prevalecen en la era. Aunque el ayuno parece ridículo hoy, tiempo atrás fue un estilo de vida saludable para las personas de antes. Ahora, la gente está descubriendo lentamente sus beneficios: ha regresado a lo grande.

De acuerdo a unos estudios que le sorprenderán, los estadounidenses promedio no comen de 4 a 6 comidas al día. Esa es una cifra mucho más conservadora. La verdadera cifra oscila entre 17-18 veces por día. Sí, frote sus ojos y lea esto otra vez. ¡17-18 veces al día! ¿Usted no cree que sea posible?

Bueno, cada vez que pone algo que tiene calorías en la boca, está creando un evento digestivo. Incluso un puñado de nueces, un trago de batido entre comidas o un café al final del día está causando la activación de los procesos digestivos de su cuerpo. En resumen, terminamos comiendo más, moviéndonos menos, obteniendo menos luz solar natural y exponiéndonos a más luz artificial.

Ahora sabemos que el ayuno de agua conduce a la autofagia dentro de nuestros cuerpos. No es más que un proceso de auto alimentación. Principalmente, durante la autofagia, nuestro cuerpo recicla las células viejas para ser sustituidas por células más nuevas y sanas. Una investigación reciente ofrece una explicación científica apropiada de la autofagia. Según esta, la autofagia desempeña un papel de limpieza al deshacerse de las proteínas recolectadas del cuerpo, mientras limpia los orgánulos dañados como el retículo endoplásmico, peroxisomas, y mitocondrias. También elimina los patógenos intracelulares. Así, la autofagia es considerada como un mecanismo de supervivencia.

También se han realizado estudios que sugieren que el ayuno puede mejorar nuestra salud digestiva, permitiendo que las bacterias buenas prosperen, lo que resulta en un aumento general en la tasa metabólica del cuerpo, reducción de peso, y varias otras condiciones cardiometabólicas.

Las investigaciones revelan que el ayuno de agua puede ayudarle a perder peso, aproximadamente 14 libras dentro de los cinco días de ayuno, reducir la presión arterial en un promedio de 20 puntos dentro de los cinco días de ayuno y disminuir el estrés oxidativo. El estrés oxidativo se puede definir como una condición caracterizada por un exceso de oxígeno que puede causar estragos en las células de su cuerpo. Es una condición compleja, cuya conclusión es que es una indicación de que la persona está completamente desequilibrada a nivel celular. Esta afección puede provocar un aumento de la fatiga, dolores musculares y articulares, canas en el cabello, frecuentes dolores de cabeza, sensibilidad al ruido, arrugas, un sistema inmune ineficaz y mala visión.

Profundicemos en el tema con el fin de entender cómo y por qué funciona el ayuno de agua y, al mismo tiempo, veamos los estudios de investigación y el desmontaje de algunos mitos comunes. También discutiremos otras formas de ayuno para ayudarlo a escoger el que mejor funcione para usted.

Capítulo Uno: Etapas del Ayuno de Agua

Ahora que tenemos cierto conocimiento del ayuno de agua, entendamos sus efectos fisiológicos en el cuerpo y cómo funciona. Dado que no se consumen alimentos ni líquidos durante el ayuno de agua, puede ser un proceso intenso y agotador durante el cual nuestro cuerpo aprende gradualmente a adaptarse a ninguna ingesta de alimentos. La persona no consume nada para obtener energía, lo que significa que una preparación y consulta adecuadas, son vitales antes de que uno comience a ayunar. Existen múltiples periodos de adaptación durante el periodo de ayuno. Sin embargo, tenga en cuenta que el período antes y después del ayuno es el más importante.

Fases del Ayuno de Agua

El ayuno de agua se puede clasificar en varias fases, y cada fase tiene distintas reacciones fisiológicas en el cuerpo. Veamos cómo esta forma de ayuno afecta al cuerpo durante cada fase para lograr una comprensión más sencilla y detallada.

Preparación para el Ayuno

Prepararse a fondo para un ayuno de agua, asegura que su cuerpo pueda sobrellevar los rigores del ayuno de una manera perfecta y sin esfuerzo. Ayuda a reducir el estrés, la ansiedad y el shock relacionados con el ayuno. Antes de comenzar su ayuno de agua, prepárese mentalmente para el proceso. Considérelo como un desafío que debe lograr con éxito para cumplir con sus objetivos de salud y pérdida de peso.

Comience por reducir su ingesta de cafeína, al mismo tiempo que se deshace del azúcar añadido y de una variedad de grasas dietéticas de su dieta una semana antes de comenzar el ayuno de agua. Evite consumir alimentos procesados o con preservantes. En su lugar, opte por opciones más saludables, como granos enteros, verduras crudas y frutas. Esto ayuda a limpiar el cuerpo y lo deja listo para el ayuno. De nuevo, asegúrese de hablar con un representante médico antes de decidir hacer el ayuno de agua durante más de cinco días.

Ciertas condiciones médicas pueden empeorar después del ayuno y podrían provocar graves riesgos para la salud. Por razones de seguridad, le recomiendo que cualquier persona interesada en el ayuno de agua, incluso aquellos que no tengan problemas conocidos, visiten a un médico para estar seguros. Si usted tiene alguna de las siguientes condiciones, evite el ayuno de agua por completo:

- Alcoholismo
- Deficiencia de Enzimas
- Desórdenes alimenticios como bulimia o anorexia
- Trastornos del Riñón o del Hígado (especialmente en etapas avanzadas)
- Trastorno Tiroideo
- Cáncer en etapa avanzada
- Diabetes o Azúcar baja
- Lupus
- Enfermedades Infecciosas
- Tuberculosis
- SIDA
- Circulación Sanguínea pobre o Enfermedad vascular

- Parálisis
- Enfermedades y dolencias cardíacas como válvulas, ataques previos al corazón, y arritmias o cardiomiopatías
- Embarazo o lactancia
- Mal de Alzheimer
- Post trasplantado
- Estar tomando ciertos medicamentos recetados

El Período de Ayuno

En las seis horas siguientes tras su comida final, la glucosa, las grasas y los aminoácidos de su cuerpo se absorberán a medida que el cuerpo digiera lo que se consumió por última vez. Durante un par de días iniciales, el cuerpo comienza a usar glucógeno o la reserva de glucosa acumulada para alimentarlo. El período dura entre 12 y 24 horas, dependiendo de nuestro metabolismo y actividad física. Mientras que nuestro cuerpo utiliza proteínas durante la semana de ayuno inicial, la cantidad se reduce a la mitad hacia el final de la segunda semana de ayuno. Si el ayuno dura más de dos días, pasará de la glucogénesis a la cetosis. Esta es la etapa precisa en la que el hígado comienza a convertir los ácidos grasos en cetonas, que son sustancias generadas por el cuerpo al descomponer las grasas. Estas cetonas se utilizan para alimentar el cuerpo y los músculos. Cuanto más larga sea la duración de su ayuno, más tiempo estará en la etapa de cetosis.

Autocuidado en el Ayuno

Cuando el período de ayuno comienza, usted no puede consumir alimentos o líquidos que no sean agua, lo que significa que su ingesta básica de agua debe mantenerse entre seis y ocho vasos por día. Durante el ayuno de agua, se le puede pedir que beba más que su ingesta habitual de agua para controlar el hambre. Además, no se recomienda el esfuerzo físico intenso durante un ayuno. Las limpiezas de colon son populares durante los ayunos de agua, ya que facilitan la eliminación de desechos del sistema, fomentando así la desintoxicación. Los ayunos de agua son un buen momento para emprender su régimen de desintoxicación, ya que el cuerpo está listo para ser limpiado y eliminar todas las toxinas acumuladas. Según una investigación realizada por la American Cancer Society, no existe evidencia científica que respalde la utilización de enemas y otros tipos de terapia de colon, incluida la ingesta de laxantes.

Después del Ayuno

Al final de su ayuno, usted puede reintroducir lentamente la ingesta de alimentos a lo largo del tiempo. Asegúrese de no consumir alimentos sólidos inmediatamente. Esto puede llevar a un montón de molestias e implicaciones para su salud. Vaya despacio y extiéndalo en un período de tiempo. Es posible que sienta hambre debido a la falta de ingesta de alimentos sólidos. Sin embargo, el plan para reintroducir alimentos sólidos es bastante similar para ayunos largos y cortos. Comer mucha comida de repente llevará a su sistema digestivo a un estado de shock. Usted se ha acostumbrado a consumir solo agua por un tiempo. Comer una dieta alta en grasas y proteínas justo al salir del ayuno, impactará su sistema digestivo.

Comience con verduras y frutas crudas. Los jugos frescos y los caldos claros pueden ser especialmente buenos. Evite los alimentos sólidos por un mínimo de tres días después del ayuno. Los sistemas digestivos de nuestro cuerpo experimentan un proceso de ayuno inverso. Nos volvemos más dependientes de los alimentos sólidos como la principal fuente de energía sobre las grasas o proteínas almacenadas a medida que terminamos el ayuno de agua. Para el cuarto día, una persona puede incluir granos enteros, y legumbres bien cocidas y suaves.

Finalmente, para el quinto y sexto día, usted puede comenzar a consumir comidas regulares. Uno de los puntos más importantes que debe recordar al interrumpir su ayuno es mantener el cuerpo hidratado de manera efectiva durante todo el proceso mediante una ingesta de líquidos en abundancia.

¿Qué le sucede a nuestro cuerpo cuando ayunamos?

Constantemente me preguntan si el ayuno es saludable y sobre los procesos fisiológicos que ocurren en nuestro cuerpo cuando ayunamos. La respuesta a la pregunta anterior es que el ayuno puede ser cada vez más saludable dependiendo de su estado médico y de la forma en que realice el proceso de ayuno. Esto es exactamente por lo que se recomienda encarecidamente que consulte a un médico antes de comenzar a ayunar.

Cuando usted ayuna, su cuerpo no recibe su fuente principal de energía, que es la comida. Nuestro hígado acumula gran cantidad de azúcar en forma de glucógeno. Esto se usa como reserva de energía alternativa cuando el cuerpo no tiene otro ningún alimento. La mayoría de este recurso de energía se consume dentro de las primeras 24 horas de ayuno.

Después de esto, el cuerpo entra en un estado conocido como cetosis. Durante este estado particular, los ácidos grasos del cuerpo actúan como combustible para reponer sus niveles reducidos de glucosa. Esto generalmente ocurre durante el segundo día de su ayuno y generalmente termina al tercer día. El cuerpo convierte el glicerol, que está disponible en las reservas de grasa del cuerpo, en glucosa para obtener energía. Sin embargo, esto todavía no es suficiente para satisfacer los requisitos de energía del cuerpo. Su cuerpo obtiene la energía restante al descomponer los aminoácidos dentro del tejido muscular, que son utilizados por el hígado para crear glucosa y satisfacer los requisitos energéticos del cuerpo.

Después de esto, la producción de cetona es suficiente para satisfacer la mayoría de las necesidades energéticas del cuerpo, y este comienza a almacenar grandes reservas de proteínas. El cuerpo es capaz de almacenar estas reservas de proteínas para la protección del tejido muscular y evitar que los órganos importantes se deterioren durante largos períodos sin comer. En los casos de ayunos que duran más de una semana, el cuerpo comienza a buscar reservas de combustible de proteínas que no sean del cuerpo. Estos incluyen, entre otras cosas, mecanismos celulares no esenciales tales como tejidos degenerativos, virus y cualquier cosa que el cuerpo pueda usar como fuente de energía, en ausencia de nueva energía alimentaria.

Beneficios del Ayuno de Agua

El ayuno siempre ha sido una parte integral de nuestra cultura por varios miles de años, aunque recientemente ha llamado la atención de los investigadores. Dado que hay varios beneficios terapéuticos del ayuno que están siendo estudiados todos los días en la ciencia moderna, es importante entender cómo el ayuno puede afectar su salud y bienestar en general. Cuando entienda los beneficios del ayuno de agua, puede usarlo ventajosamente para optimizar su pérdida de peso, antienvejecimiento y otros objetivos de salud.

El Ayuno de Agua puede facilitar la pérdida de Peso

Este es un beneficio que a la mayoría de los practicantes de ayuno potenciales les interesa. Siempre me piden que comparta consejos sobre el ayuno para perder peso. Si bien parece bastante obvio que mantenerse alejado de los alimentos y solo beber agua puede reducir la grasa corporal, funciona a un nivel mucho más profundo que eso. El ayuno de agua puede ayudar a su cuerpo a alcanzar el estado de cetosis, donde el cuerpo comienza a utilizar la energía de sus reservas internas de grasa, debido a la ausencia de nuevas fuentes de energía entrantes en forma de alimento. El ayuno de agua facilita el proceso para llegar más rápido. Durante este estado de cetosis, nuestro cuerpo no tiene más opción que descomponer las reservas de células grasas almacenadas para obtener energía.

El Ayuno retarda el Proceso de Envejecimiento

Este es otro beneficio en el que todos estamos sumamente interesados. No existe una fuerza natural conocida en este planeta que pueda revertir el proceso de envejecimiento (aunque tenemos el Botox y una gran cantidad de otros componentes producidos por el hombre). ¿Alguna vez usted se ha preguntado por qué algunas personas son capaces de retardar el proceso de envejecimiento mientras que otras envejecen más rápido de lo que puedes decir Botox? Una de las formas más efectivas de disminuir el proceso de envejecimiento es ayunar regularmente. Las investigaciones realizadas en animales, han sugerido que el ayuno puede aumentar nuestra vida útil en un máximo del 80 por ciento. En los seres humanos, se sabe que el ayuno disminuye el estrés oxidativo y la inflamación.

Reciclaje Celular Mejorado

La autofagia es un proceso normal y natural para reponer y reciclar los desechos o componentes disfuncionales del cuerpo. El ayuno de agua hace que su cuerpo entre en una etapa de autofagia, lo que ayuda a restaurar sus células opacas, dañadas e innecesarias. Con una ingesta restringida de calorías, el cuerpo se ve obligado a entrar en un modo más selectivo cuando se trata de proteger sus células. Esto simplemente significa que el ayuno puede impulsar los mecanismos de curación inherentes de su cuerpo a destruir, reemplazar y reciclar los tejidos dañados. Esto conlleva un efecto positivo para muchas enfermedades y condiciones graves.

Existen muchas historias sobre personas que afirman que el ayuno de agua les ha beneficiado en la lucha contra los trastornos debilitantes. Hay algunas investigaciones que respaldan estas afirmaciones, aunque se necesitan más estudios para llegar a una conclusión definitiva. La investigación en animales ha revelado que el ayuno en días alternos, puede llevar a una disminución importante del riesgo de síndrome metabólico y ciertos tipos de cáncer. De manera similar, los roedores que han sido sometidos a ayunos intermitentes, revelaron casos más bajos de trastornos neurológicos.

Capítulo Dos: ¿Cómo hacer un Ayuno de Agua?

Honestamente, si usted me pregunta, no hay un tipo de ayuno más extenuante que un ayuno de agua. Sin embargo, es posible que no encuentre otro ayuno que sea del mismo calibre que el ayuno de agua en términos de limpieza y desintoxicación. Es una forma barata de perder peso, centrándose en su ser espiritual interno y ayudando a su cuerpo a eliminar sus toxinas no deseadas. Aunque las restricciones de calorías a corto plazo pueden ser efectivas en términos de perder algunas libras y ayudarlo a vivir una vida más saludable (si se realiza correctamente), también conlleva muchos riesgos. Independientemente de su objetivo con el ayuno de agua, debe hacerse de manera segura y apropiada consultando primero a un profesional de la salud. También debe poder determinar cuándo detenerse y hacer una transición suave y gradual a los alimentos sólidos.

Elija la Duración de su Ayuno

Esta es una de las consideraciones más importantes antes de comenzar su ayuno. Comience con un ayuno de agua de un día. Usted no querrá suicidarse tomando un ayuno ambicioso de 5 días, cuando su cuerpo solo se está acostumbrando a la idea de vivir sin alimentos sólidos. Si tiene la intención de ayunar durante más tiempo, hágalo solo después de obtener la aprobación de un profesional médico con experiencia. Los retiros de ayuno se están volviendo muy populares debido al hecho de que esos ayunos también están bajo la supervisión de profesionales médicos. Se ha observado que el ayuno por períodos cortos, es mucho más seguro que realizar un ayuno prolongado durante más de 3 días. Haga un ayuno de agua de un día por semana.

Además, es importante tener en cuenta que usted no debe ayunar durante un período de alto estrés. Programe su ayuno de agua para una ocasión en que no esté bajo mucha presión y estrés, lo que significa que el ayuno no afectará su rutina diaria. Siempre que sea posible, evite el trabajo físico intenso durante el ayuno. Planifique su ayuno para un momento en que pueda estar bien descansado física y mentalmente.

De nuevo, tenga en cuenta que el ayuno de agua no es tan fácil como aparece en el papel. Puede ser una tarea desalentadora cuando se realiza de manera práctica. Prepárese mentalmente para ello hablando con un médico o consejero y hablando con personas que lo han hecho con éxito anteriormente. Si lo ve como un desafío o una aventura, es más probable que disfrute el proceso, y obtendrá beneficios para la salud.

Como se explicó en el capítulo anterior, no salte a la recta de inmediato. No solo es poco saludable, sino que también puede tener muchos riesgos asociados. Vaya despacio y dé un paso a la vez si desea lograr su pérdida de peso o sus objetivos de salud con el ayuno de agua. Comience a eliminar los alimentos como la cafeína, el azúcar y los alimentos procesados de su dieta aproximadamente 2-3 días antes del ayuno. Principalmente, limítese a comer verduras y frutas antes de comenzar el ayuno.

Otro consejo importante es reducir las porciones de comida durante varias semanas antes del ayuno. Esto ayuda a preparar su cuerpo para el próximo ayuno y hace que la transición sea más suave. Hace que el proceso general sea mucho más suave tanto física como mentalmente. Piense en usar el ayuno intermitente (hablaremos más sobre esto más adelante) en la preparación previa a su ayuno. Puede programar ambos tipos de ayunos en el transcurso de un mes.

Tres semanas antes de que comience su ayuno de agua, deje de desayunar. Durante la segunda semana, omita el almuerzo y el desayuno. Para la tercera semana, debe saltarse el desayuno y el almuerzo, mientras reduce la porción de la cena. Durante la cuarta semana, comience su Ayuno de Agua.

Comienza el Ayuno

Consuma entre 9 y 13 vasos de agua al día durante su ayuno. En general, las mujeres deben consumir alrededor de 2,2 litros de agua al día, mientras que los hombres deben consumir alrededor de 3 litros de agua por día. Manténgase apegado a su ingesta diaria de agua recomendada durante el período de ayuno. Elija el agua más pura y limpia que pueda u opte por agua destilada.

Conozco a una persona que malinterpretó completamente el proceso de ayuno del agua y bebió toda el agua de una sola vez. Evite hacer esto. En su lugar, distribuya su consumo de agua durante todo el día. Prepare de tres a cuatro jarras de un litro por día para que le resulte más fácil determinar la cantidad de agua que está consumiendo en un día. Evite beber más de la cantidad de agua sugerida, ya que puede eliminar de su cuerpo sales, minerales y otros elementos nutritivos y crear problemas de salud. Usted no desea que sus nutrientes esenciales se eliminen al beber cantidades mayores de agua de las recomendadas.

Si experimenta retortijones por el hambre, cálmelos tomando uno o dos vasos de agua. Deje que los dolores se calmen. Los antojos suelen pasar después de un rato. También puede prestar atención a otras cosas o buscar distracciones agradables como leer, escuchar música y meditar.

Algunas personas experimentan una sensación de mareo durante el ayuno. Este suele ser el caso después de 2-3 días de ayuno. Evite esto levantándose lentamente y practicando ejercicios de respiración profunda antes de pararse. Si usted comienza a sentirse demasiado mareado, siéntese o acuéstese rápidamente hasta que la sensación pase. Trate de colocar su cabeza entre las rodillas cuando el mareo sea demasiado fuerte. El mareo excesivo puede hacer que pierda el conocimiento, lo que significa que es hora de dejar de ayunar y ver a su médico inmediatamente.

Aprenda a distinguir entre efectos secundarios regulares y alarmantes. Algunos de los efectos secundarios comunes del ayuno de agua incluyen mareos, debilidad leve, sensación de náuseas, algunos latidos cardíacos omitidos, etc. Sin embargo, si pierde el conocimiento o tiene palpitaciones cardíacas intensas durante una o dos veces al día, puede ser el momento de buscar una intervención médica profesional. Una vez más, el dolor de estómago intenso, la molestia, el dolor de cabeza o cualquier otro síntoma que cause dolor o molestia debe tratarse de inmediato. No espere a que las cosas empeoren. Cualquier síntoma alarmante merece atención médica inmediata.

Asegúrese de estar bien descansado durante el período de ayuno. Durante la fase de ayuno habrá una disminución importante de energía y resistencia, lo que significa que no debe esforzarse ni física ni mentalmente. Mantenga un patrón de sueño equilibrado y saludable. El ayuno se trata de estar bien descansado, física, mental, emocional y espiritualmente. Tome una siesta cada vez que tenga ganas de descansar. Recomiendo firmemente leer material espiritual inspirador y edificante. Evite presionarse o ejercitarse físicamente. Es normal sentirse cansado y fuera de flujo. Solo dedíquese un tiempo para relajarse y rejuvenecer.

Sus niveles de energía estarán fluctuando constantemente, lo que significa que terminará sintiéndose débil, agotado y con poca energía. Incluso usted siente que tiene toda la energía del mundo, evite esforzarse físicamente. En cambio, practique la meditación y el yoga suave reparador. Entrenamientos intensos, ejercicios cardiovasculares y actividades físicas intensas deben impedirse por completo. El yoga es una alternativa más suave y sutil si está buscando un ejercicio ligero o actividades físicas. Es una forma calmante y relajante de mover los músculos y hacer algunos ejercicios ligeros. Mientras que algunas personas se sentirán cómodas practicando posturas de yoga, otras pueden encontrarlas más exigentes físicamente. No lo intente si no lo ha hecho antes. Simplemente, apéguese a la práctica de respiración profunda y meditación. La idea es escuchar a su cuerpo y hacer lo que le sea cómodo.

Mientras practique el ayuno de agua, es vital consumir agua limpia, de la mejor calidad y fresca. Durante la ausencia de alimentos, el agua contaminada terminará siendo peor. Manténgase tomando agua destilada o filtrada durante el ayuno. La filtración puede ser una opción si tiene un mecanismo de filtración efectivo. Sin embargo, nada supera la destilación, que va más allá de la filtración y elimina todos los elementos químicos y elementos dañinos del agua.

Organizar un horario fijo es crucial para el éxito del ayuno de agua. Si es posible, considere tomarse un descanso del trabajo para limpiar su sistema durante el ayuno. Elija una duración fija para el ayuno. Aunque los ayunos de tres, siete y diez días son comunes, hay personas que ayunan por períodos más largos. Siempre recomiendo comenzar poco a poco. Si este es su primer intento de seguir un ayuno de agua, opte por un ayuno de 24 horas. Los ayunos de tres días también son comunes para los principiantes. Si usted planea tomar un ayuno de agua por más de cinco días o usarlo como un método para mejorar una condición médica grave, opte por un ayuno médico supervisado. Muchas personas prefieren practicar un ayuno medico supervisado, ya que les proporciona un entorno más controlado pues cuentan con un equipo de profesionales expertos que garantiza que todo salga bien. Además, tiene otros profesionales para orientación y apoyo psicológico.

Si no sabe qué ayuno funcionará mejor para usted, algunas pruebas realizadas en una clínica de ayunos certificada pueden ayudarle. Controle de cerca su salud durante el ayuno y realice la transición a alimentos sólidos sin esfuerzo. Repasemos algunos puntos rápidamente sobre las precauciones del ayuno. Las mujeres embarazadas y lactantes deben evitar el ayuno, ya que una vida en desarrollo es demasiado sensible para estar sujeta a restricciones y deficiencias nutricionales. Del mismo modo, cualquier persona que sufre de diabetes tipo 1 debe elegir diferentes variantes de una dieta de desintoxicación. El ayuno es más efectivo para las personas que pesan más de 120 libras. Si pesa menos de eso y aún quiere seguir adelante y ayunar, planee un ayuno más corto, especialmente si está ayunando por primera vez.

Rompiendo el Ayuno

Rompa su ayuno gradualmente con jugos de limón y naranja. Los caldos ligeros también son buenos para romper el ayuno. Después, agregue comidas lentamente a su dieta. Empiece con pequeñas porciones cada par de horas, y aumente el tamaño de las porciones de sus comidas gradualmente. Proceda paso a paso, vaya de los alimentos que se pueden digerir fácilmente a los alimentos que son difíciles de digerir. Dependiendo de la duración del ayuno, el proceso puede extenderse por un período de un solo día o varios días, dependiendo de cómo se sienta.

Estos son algunos alimentos que puede consumir mientras rompe el ayuno en el orden en el que se indican: jugo de frutas y verduras, vegetales verdes y frutas crudas, yogur, verduras cocidas y caldo de verduras, granos cocidos, lácteos y huevos, aves de corral (así como carne y pescado). ¡Todo lo demás de último!

Una de las cosas más importantes que debe recordar mientras este ayunando, es que no le ayudará mucho si vuelve a consumir una dieta alta en grasas y azúcar inmediatamente después del ayuno o incluso más tarde. Siempre tenga una dieta sana, llena de nutrientes y equilibrada. Consuma muchos granos enteros, verduras y frutas.

Mantenga una dieta baja en grasas poco saludables y azúcares. Haga ejercicio durante aproximadamente media hora al día durante cuatro a cinco días a la semana. Mantenga un estilo de vida saludable para mejorar su salud y bienestar en general. Recuerde, el ayuno es solo una parte de su estilo de vida. Hay otros cambios que deberá realizar para que el proceso de ayuno de agua sea más efectivo.

Capítulo Tres: Ayuno Intermitente

El ayuno intermitente (IF) es actualmente una de las tendencias de salud más populares en el mundo. Es conocido por tener muchos efectos positivos en el cuerpo, como mejorar la salud, la pérdida de peso y un estilo de vida más simplificado. Se han realizado innumerables estudios para señalar los beneficios del ayuno intermitente en el cuerpo humano y la mente.

¿Qué es exactamente el Ayuno Intermitente?

El Ayuno Intermitente es un patrón de alimentación donde la persona alterna períodos de comida y de ayuno. A diferencia de otras dietas y planes de comidas, no especifica lo que se debe comer o evitar. Por lo tanto, no es realmente una dieta en su sentido más estricto. Es más un patrón de alimentación que una dieta convencional. Aunque hay muchísimos métodos de ayuno intermitente, algunos de los más comunes son los ayunos diarios de 16 horas o los ayunos de 24 horas dos veces por semana.

Los antiguos recolectores de comida y los cazadores no tenían la facilidad de los supermercados y los refrigeradores. La comida no siempre estaba disponible a lo largo de todo el año. A veces, no se podía encontrar nada para comer y pasaban días sin comida. El resultado: a través de la evolución, el cuerpo humano se acostumbró a no comer durante largos períodos de tiempo. Iría un paso más allá y diría que el ayuno es más normal y natural que comer. El ayuno es para lo que está hecho el cuerpo. Comer más de 3 o 4 comidas puede que no sea tan natural para el cuerpo humano como el ayuno, ya que nuestros cuerpos están esencialmente conectados para no comer durante períodos de tiempo más prolongados. Además de esto, la gente también ayunaba por motivos religiosos. Muchas religiones, como el judaísmo, el budismo, el hinduismo y el islamismo, practican el ayuno con el propósito de limpiar el cuerpo y lograr otros objetivos espirituales o religiosos.

¿Cuáles son las diferencias entre los métodos de Ayuno Intermitente?

Como se discutió anteriormente, hay muchas vías para practicar el ayuno intermitente, lo que implica dividir los días de la semana de 24 horas en períodos de comida y ayuno. Diferentes personas eligen diferentes métodos según lo que sea más conveniente o adecuado para ellos. Durante estos períodos de ayuno, usted come poco o nada.

Aquí encontrará los métodos más populares de ayuno intermitente:

El método 16/8: el método de ayuno intermitente 16/8 (también denominado protocolo Leangains) comprende saltarse el desayuno y limitar la duración diaria de la comida a 8 horas. Por ejemplo, puede comer desde las 2 p.m. a las 10 p.m. y ayunar durante las 16 horas restantes.

Con la dieta 5: 2: utilizando este método de ayuno intermitente, usted se enfoca en consumir simplemente 500-600 calorías en un par de días no consecutivos dentro de una semana. Puede ingerir comidas regulares durante los 5 días restantes. Reducir las calorías puede ser bueno para bajar de peso siempre y cuando no se acumulen calorías durante los períodos normales de alimentación.

La dieta 5: 2 es un plan de dieta muy solicitado porque consiste en comer durante 5 días a la semana y limitar las calorías durante un par de días restantes. El método también se conoce como la dieta de ayuno y fue popularizado por el doctor y autor Michael Mosley. Para hacer el proceso más eficiente, el ayuno debe realizarse en días no consecutivos.

El método comer-parar-comer es otro método popular de ayuno intermitente que consta de un período de ayuno de 24 horas una o dos veces por semana. Usted ayuna durante un período de 24 horas. Por ejemplo, cuando cena el sábado, no consume ningún alimento hasta la hora de la cena del domingo, durante un período de 24 horas. El plan también se puede implementar desde el desayuno o el almuerzo, hasta el desayuno o el almuerzo del día siguiente, respectivamente. No importa si comienza con el almuerzo, el desayuno o la cena, siempre y cuando ayune durante un período de 24 horas. Se puede consumir café sin azúcar, agua y otras bebidas no calóricas durante el ayuno. Sin embargo, no están permitidos los alimentos sólidos. Si usted está practicando el plan de ayuno intermitente comer-dejar-comer con el propósito de perder peso, es importante que coma correctamente durante su ventana de alimentación. Consuma una comida saludable, nutritiva y equilibrada sin pasar hambre durante su ventana de comida. El único problema con el método comer-parar-comer es que puede ser difícil ayunar durante un período de 24 horas, especialmente si no está acostumbrado a ayunar.

Sin embargo, el truco es llegar lenta y constantemente. Comience con un ayuno de 13 a 16 horas y luego aumente gradualmente las horas de ayuno hasta que su cuerpo se acostumbre a ello. Cuando comience el ayuno de 24 horas, puede sentirse bien inicialmente, pero sentirse hambriento hacia el final del ayuno; esto es normal. Ayunar así requiere mucha autodisciplina y control. No se obsesione con los horarios ni sea rígido. Si tiene ganas de comer una hora antes, vaya y coma. Asegúrese de comenzar con algo ligero como un jugo o caldo y luego vuelva a las comidas regulares.

La Dieta del Guerrero: El nombre de esta dieta evoca la imagen de un caballero en camino a ayudarlo a combatir el exceso de la grasa del cuerpo y una mala salud. La dieta del guerrero se hizo popular por el gurú del fitness Ori Hofmekler. Se trata de consumir pequeñas cantidades de verduras y frutas crudas durante el día y luego comer una comida grande para la cena. En resumen, se limita a lo largo del día y se deleita durante la cena con una fase de alimentación de 3 a 4 horas. La dieta del guerrero es probablemente el único tipo de ayuno intermitente que se centra en la elección de alimentos que se parecen mucho a la dieta paleo, que comprende alimentos completos sin procesar y que están más cerca de su forma natural.

Salto espontáneo de comidas: uno no tiene que seguir un tipo específico de ayuno intermitente para disfrutar de los beneficios de la práctica. Una opción es saltarse las comidas y comer cuando sea conveniente. Algunas personas se saltan las comidas periódicamente siempre que sea posible para ellos. Es posible que desee saltarse las comidas cuando no tenga hambre o esté demasiado ocupado para cocinar. Lo discutiremos en el capítulo sobre los mitos del ayuno, pero la idea de que usted tiene que comer comidas frecuentes o terminará muriéndose de hambre es un gran mito. Nuestro cuerpo es capaz de lidiar con la abstinencia de los alimentos durante períodos prolongados, aunque creemos que el ayuno no es natural. No se preocupe por entrar en el modo de inanición o perder músculo a menos que sufra una afección médica que requiera que tenga precaución durante el ayuno.

Si un día usted no está particularmente hambriento, no desayune y en su lugar opte por un almuerzo nutritivo. Si usted está ocupado a lo largo del día, salga de casa después de haber comido un desayuno saludable y omita el almuerzo para tomar una cena ligera y bien equilibrada. Conozco a algunas personas que recurren a saltarse las comidas cuando no pueden encontrar nada para comer mientras viajan. Este es probablemente el mejor momento para hacer un mini ayuno. Saltarse un par de comidas cuando lo desee no es más que una forma más espontánea de ayuno intermitente. Asegúrese de consumir comidas saludables en otras ocasiones. Además, evite compensar las calorías comiendo en exceso durante las fases de alimentación. Los principiantes consideran que el método 16/8 es el plan de dieta más sostenible debido a su viabilidad y facilidad de uso.

Diferencia entre Ayuno intermitente e Inanición

Frecuentemente me hacen la siguiente pregunta: ¿No es el ayuno intermitente peligroso pues implica inanición?

Mi respuesta: ¡no! El ayuno intermitente se diferencia de la inanición de una manera importante. La única palabra para esta diferencia es control. La inanición es la ausencia involuntaria o forzada de alimentos. No es a propósito ni controlado. Por otro lado, el ayuno es la retención voluntaria de comidas por razones espirituales, religiosas o de salud. Hay comida disponible, pero usted elige deliberadamente no consumirla durante el período estipulado. Puede durar desde unas pocas horas hasta días o semanas.

El ayuno, incluso si no es deliberado, es un período en el que se abstiene de comer. Por ejemplo, todos ayunamos de forma predeterminada desde la cena hasta el desayuno del día siguiente (a menos que usted sea un limpiador de refrigeradores a medianoche como uno de mis amigos) durante 12-13 horas. Por lo tanto, el ayuno no es algo nuevo para nosotros. Siempre ha sido parte integrante de nuestras vidas.

¿Cómo funciona el Ayuno Intermitente a nivel Psicológico?

Entonces, después de toda la discusión acerca de lo que define el ayuno intermitente y de los diferentes métodos para lograrlo, analicemos directamente cómo funciona. En un nivel primario, el ayuno ayuda a su cuerpo a quemar el exceso de grasa almacenada. Contrariamente a lo que mucha gente cree, el ayuno, cuando se realiza correctamente, no es antinatural o arriesgado a menos que sufra de condiciones médicas específicas y se le haya aconsejado que tome precauciones. El problema es que la mayoría de las personas no cuentan con el conocimiento para ayunar correctamente. Veamos cómo el ayuno puede ser beneficioso para el cuerpo. La grasa es el mecanismo del cuerpo humano para almacenar energía. Cuando usted no ingiere alimentos por períodos prolongados, el cuerpo no tiene otra opción que sumergirse en sus reservas de energía ya acumuladas y almacenadas en forma de grasa para satisfacer sus necesidades energéticas. Piense en esto de esta manera: ¿Qué sucede cuando su fuente de ingresos se detiene repentinamente? Obviamente, usted utiliza sus ahorros para satisfacer sus necesidades diarias cuando se detiene un flujo de ingresos constante. El equilibrio entre ayunar y comer le permite a su cuerpo utilizar la grasa acumulada mientras mantiene un equilibrio saludable.

Cuando comemos algo, la energía que se consume no se usa instantáneamente. Una parte considerable de ella se mantiene en reserva para su uso posterior. La insulina, la hormona responsable del proceso de almacenamiento de alimentos del cuerpo, facilita el proceso de almacenamiento de los alimentos que ingerimos de varias maneras. El azúcar forma una cadena larga a través del proceso de glucógeno y es recolectada en el hígado, aunque tiene una capacidad de almacenamiento limitada. También se puede transportar a depósitos en otras partes del cuerpo donde hay almacenamiento ilimitado. El almacenamiento restringido de grasa en el hígado es más fácil de acceder que la grasa almacenada en varias partes del cuerpo. El proceso luego pasa al modo inverso mientras ayuna. Los niveles de insulina bajan, y el cuerpo humano comienza a quemar la energía acumulada porque no hay flujo de entrada de energía nueva en el cuerpo. Los niveles de glucosa se reducen, por lo que la única vía que tiene nuestro cuerpo es quemar la glucosa para satisfacer sus necesidades energéticas. El glucógeno es la fuente de energía más fácilmente disponible, donde las moléculas de glucosa proporcionan energía a otras células del cuerpo. Este proceso es suficiente para satisfacer el suministro de energía del cuerpo durante 24 a 36 horas. Después de eso, nuestro cuerpo comienza a transformar la grasa almacenada en energía utilizable. Esto significa que, durante el ayuno intermitente, nuestro cuerpo subsiste en estados duales, es decir, el estado de alimentación y ayuno. En el estado de alimentación, nuestros niveles de insulina se elevan, mientras que, en el estado de ayuno, disminuyen. El cuerpo humano siempre está almacenando o quemando energía para satisfacer sus necesidades energéticas. Si la duración del ayuno se equilibra con la comida, el peso neto del cuerpo no aumenta.

Si usted consume comidas de la mañana a la noche, siempre estará en la etapa de comer. Esto significa que evita que su cuerpo queme la grasa almacenada para cumplir con sus requisitos de energía. La grasa se sigue acumulando, sin que el cuerpo utilice reservas almacenadas (a medida que disponga de nuevas fuentes de energía). Esto invariablemente conduce al aumento de peso ya que no permitimos que nuestro cuerpo se deshaga de ninguna grasa al convertirla en energía. Para perder peso o mantener el equilibrio corporal, nuestro cuerpo necesita quemar la energía almacenada, lo que puede suceder solo al restringir el consumo de alimentos durante un período específico.

Una de las cosas más importantes que debemos recordar acerca del ayuno intermitente es que en realidad no es dañino. Se trata de mantener el funcionamiento de los ciclos del cuerpo. Como la mayoría de las personas, si usted está constantemente envuelto en el proceso de comer, usted continuará utilizando la energía nueva proveniente de la comida, sin tratar de quemar lo que se ha acumulado.

Su cuerpo raramente entra en etapa de ayuno normalmente. ¿Usted, generalmente, realiza un ayuno de más de 12 horas entre dos comidas? No, cierto. Esto le quita a su cuerpo la oportunidad de entrar en el proceso de combustión de energía. Esta es una de las razones principales por las que las personas que practican el ayuno intermitente liberan su grasa corporal sin realizar cambios en la cantidad y lo que comen, ni en sus actividades. Si bien es casi imposible poner a su cuerpo en un estado de ayuno dentro del horario de ayuno estándar, el ayuno intermitente puede ayudarlo a alcanzar su pérdida de peso y otros objetivos de salud. Si usted comienza a comer tan pronto sale de la cama y no para hasta que se duerme, usted está pasando casi todo su tiempo en la etapa de comer.

Durante un período de tiempo, seguirá acumulando las reservas de energía de grasa sin ofrecer a su cuerpo la posibilidad de quemarla. Cuando ayuna, el cuerpo tiene suficientes oportunidades de sumergirse en las reservas de energía almacenadas para cumplir con sus requisitos energéticos, quemando así la grasa acumulada y convirtiéndola en energía utilizable para ayudarle a realizar tus actividades diarias.

La retirada repentina de alimentos no es la mejor manera de comenzar con el ayuno intermitente. Los investigadores y los expertos en nutrición y dieta sugieren comenzar con períodos de ayuno más cortos y aumentarlos progresivamente según su nivel de comodidad. Puede comenzar con un período de 4 a 8 horas y trabajar para llegar a las 12-24 horas. Empezar con ayunos de mayor duración puede llevar a su cuerpo, no acostumbrado al ayuno, a un estado de shock que no es saludable. Dele a su cuerpo el tiempo para acostumbrarse a estar sin comer, comenzando con períodos de ayuno más cortos. Cuando se sienta cómodo ayunando durante un cierto número de horas, aumente lentamente el número de horas.

Sin embargo, asegúrese de no ir más allá de la duración permitida y mantener un equilibrio saludable entre el ayuno y el banquete. Dele a su cuerpo tiempo para acostumbrarse a estar sin azúcar durante un período de tiempo. Una vez que se adentre en el ritmo de sobrevivir sin azúcar durante períodos prolongados, aumente la duración del ayuno. Esto hará que sea más fácil para usted cumplir con su pérdida de peso y otros objetivos de salud.

El cuerpo de todos no es el mismo. Si experimenta una sensación de cansancio, agotamiento o poca energía, cambie a un método de ayuno diferente. Si bien a algunas personas les resulta difícil ayunar en los días laborales, y pueden lograr sus objetivos de ayuno durante los fines de semana, a otras les resulta más fácil el ayuno de 16 horas. Todo depende de su salud, objetivos de ayuno y estilo de vida. ¿Cuál es el método de ayuno intermitente más cómodo y conveniente? Ningún método es perfecto. Tiene que elegir el mejor y hacer que funcione para su beneficio. Una vez que practique los diferentes métodos y evalúe sus consecuencias en su cuerpo y mente, será capaz de tomar decisiones más informado.

El ayuno intermitente puede ser una de las técnicas de pérdida de peso más simples. No necesita mucho cambio en sus planes dietéticos y ofrece excelentes resultados. Este tipo de ayuno es fácil de implementar y puede marcar una gran diferencia en su peso. Las dietas pueden parecer fáciles a primera vista, pero a menudo son difíciles de implementar. El ayuno intermitente es todo lo contrario. Puede parecer difícil, pero cuando lo logras, no es realmente difícil de llevar a cabo.

Básicamente, el ayuno le permite al cuerpo quemar el exceso de grasa. Es vital darse cuenta de que es normal que los humanos ayunen, y hemos ayunado durante un período de varios miles de años sin ningún efecto perjudicial.

Ayuno Intermitente – Puntos a considerar antes de Ayunar

El hambre será el efecto secundario más común y obvio de cualquier forma de ayuno. Este deseo y hambre vendrán con su parte justa de debilidad junto con la noción de que nuestro cerebro no está funcionando a su capacidad óptima.

Si por lo general usted está sano y tiene un cuerpo bien nutrido, es posible que no haya ningún riesgo potencial de quedarse sin comer por un tiempo. En todo caso, el ayuno intermitente regula, equilibra y disciplina sus patrones de consumo de alimentos. Sin embargo, si padece afecciones médicas específicas que requieren atención adicional o no está seguro de la capacidad de su cuerpo para ayunar, siempre hable con un médico antes de practicar un ayuno.

Las personas con diabetes, con problemas de regulación de azúcar en la sangre, trastornos de la alimentación, problemas de fertilidad, presión arterial baja, etc., deben evitar todas las formas de ayuno intermitente, o ayunar solo después de hablar con su médico. Del mismo modo, las mujeres embarazadas y las madres lactantes deben evitar el ayuno intermitente. Las personas con antecedentes de anorexia o trastornos de la alimentación también deben evitar el ayuno intermitente, ya que puede provocar un resurgimiento de estas afecciones.

Además, el ayuno en días específicos no debería hacerle pensar ir al ataque de alimentos ricos en calorías como dulces, comida chatarra y artículos fritos en los días de comida. Por supuesto, habrá algunos días de recompensa (no me gusta llamarlos "días de trampa" por algún motivo; los días de recompensa tienen un tono más positivo, ¿no es así?). Sin embargo, hacer de cada período de comidas una fiesta, anula el propósito del ayuno intermitente. Vigile de cerca el consumo de calorías si quiere perder peso.

Las mujeres no deben optar por consumir menos de 500 calorías al día o estar sin comer durante un período de 24 horas. Puede aumentar el estrés y provocar desequilibrios hormonales. Una mayor restricción de calorías puede causar estragos en el ciclo menstrual. Esta es exactamente la razón por la que se cree que el tipo de ayuno intermitente 16-8 es el mejor para las mujeres que desean implementarlo para perder peso u otros objetivos. Es un plan más factible y práctico para las mujeres, y un objetivo con el que pueden comprometerse a largo plazo.

Una ventana de ayuno intermitente promedio se extiende de 13 a 17 horas. Si está comenzando con esto, comience a saltarse su desayuno. Luego, opte por dos comidas diarias, mientras mantiene un período de alimentación de 7-8 horas. Mantenga una ventana de 3 a 4 horas por lo menos entre la cena y el momento de dormir.

Evite el ayuno intermitente si su dieta diaria consiste en alimentos procesados, endulzados artificialmente y enlatados. El valor nutritivo de lo que come es parte integral del éxito de su ayuno intermitente. Evite acumular calorías no saludables al consumir azúcar, carbohidratos refinados y grasas malas. Evite comer comida chatarra y comidas altas en carbohidratos durante su ventana de comida. En su lugar, incluya comidas más nutritivas y llenas de proteínas en su dieta.

Para las personas que siguen una rutina de ejercicios más rigurosa y exigente, es importante consumir comidas de recuperación. Consuma proteína de suero de leche alrededor de media hora después de su entrenamiento. Puede probar otros horarios y planes de comidas para evaluar lo que mejor se adapte a su régimen de ejercicios y objetivos. Tenga cuidado al practicar el ayuno intermitente. Entienda los requisitos de su cuerpo y sus metas para ayunar antes de ir a ayunar. Cualquier tipo de restricción o limitación de calorías no es bueno para las personas con diabetes, problemas de azúcar en la sangre y problemas de nivel de insulina. Las personas con hipoglucemia también deben evitar las restricciones de calorías.

El ayuno intermitente no es una dieta de restricción calórica extrema y, por lo tanto, no debe implementarse como tal. El objetivo principal del ayuno intermitente es mantener un equilibrio saludable entre consumir y mantenerse alejado de las calorías para mantener su cuerpo saludable.

Lo más importante y que muchas personas ignoran, es que debe sentirse bien con el ayuno. Sí, este es el factor más importante para el éxito. Aparte de todas las restricciones de salud, si usted no se siente bien con el ayuno, es posible que desee volver a trabajar en su dieta o plan de comidas. El ayuno intermitente debe hacerle sentir liviano, saludable y positivo. Si siempre experimenta sentimientos de debilidad, agotamiento y mal humor, puede que sea el momento de actuar.

Los retortijones por hambre son normales. Mucha gente que conozco se alarma por sus retortijones por hambre, los cuales me parecen un poco divertidos. Tenga en cuenta que su cuerpo no está acostumbrado a estar sin alimentos durante períodos prolongados. Es probable que haya algunos síntomas de abstinencia. Siga un horario de ayuno regular una vez que su cuerpo identifique el tipo de ayuno que funciona para él. Evite cambiar los tipos de comidas y los tipos de ayuno de manera errática una vez que haya establecido una rutina específica de ayuno

Mi consejo favorito de supervivencia en ayunas es controlar el hambre consumiendo té negro o café. El hambre leve es natural, y el ayuno intermitente no es lo mismo que morir de hambre.

Como un practicante de ayuno intermitente responsable y bien informado, usted debe comprender que no hay un arma mágica o una píldora secreta que lo ayude a perder peso durante la noche. El desprendimiento de grasa y el desarrollo de masa muscular ocurren durante un período de tiempo cuando un plan de dieta saludable se combina con un estilo de vida saludable. Apéguese a una dieta consistente en alimentos integrales y verduras o frutas crudas. Su caja de herramientas para perder peso no estará completa sin algún tipo de actividad física, entrenamiento o ejercicio.

El ayuno intermitente requiere mecanismos de reducción de estrés ya que tenderá a sentirse estresado y con poca energía periódicamente. Practique yoga y/o meditación para eliminar el estrés y sentirse más positivo a lo largo del día. Duerma durante un mínimo de 8 horas al día. Conozco a personas que llevan estilos de vida absolutamente poco saludables y esperan que el ayuno intermitente sea la única píldora para curar todas sus dolencias. Todos sus requisitos de salud y nutrición pueden llenarse reduciendo sus comidas a menos que se especifique lo contrario de acuerdo con su historial médico. En tal escenario, ¿por qué complicar las cosas comiendo mucho más de lo que debería?

Beneficios del Ayuno Intermitente

Aquí encontrará algunos beneficios o ventajas del ayuno intermitente:

1. El ayuno Intermitente altera la función de las células y hormonas.

Cuando usted deja de comer por un tiempo, hay muchos cambios que ocurren dentro de su cuerpo. Por ejemplo, se activa un proceso vital de reposición celular y provoca alteraciones a nivel hormonal. Esto hace que la grasa corporal acumulada sea mucho más accesible.

Existen ciertos cambios que ocurren en nuestro cuerpo mientras estamos ayunando.

Nuestro nivel de insulina en la sangre disminuye considerablemente, lo que activa el proceso de quema de grasa del cuerpo. Además de esto, los niveles en sangre de nuestras hormonas de crecimiento aumentan significativamente (hasta cinco veces más que los niveles regulares). El aumento en el nivel de esta hormona acelera la quema de grasa y el proceso de ganancia muscular, al mismo tiempo que tiene otros innumerables beneficios. Estimula un proceso en nuestro cuerpo de reparación celular vital, como la eliminación de material de desecho dentro de las células. También se cree que el ayuno intermitente cambia nuestros genes y la composición molecular para aumentar nuestra vida útil y ofrecer protección contra enfermedades mortales y algunos males. Varios beneficios del ayuno intermitente están estrechamente relacionados con las transformaciones en nuestras hormonas, la expresión genética y las funciones celulares.

2. El Ayuno facilita la pérdida de peso y la reducción de la grasa del vientre.

Muchas personas que practican el ayuno intermitente lo hacen con el objetivo de perder peso o prevenir unas pocas libras extras. Se ha convertido en un plan de comidas para perder peso muy solicitado.

Al practicar el ayuno intermitente, usted comerá menos comidas. A menos que compense consumiendo más calorías durante su período de alimentación, su consumo de calorías se reduce. Además de esto, el ayuno intermitente aumenta las funciones hormonales del cuerpo para ayudar a perder peso. La reducción de los niveles de insulina, el aumento de los niveles de la hormona del crecimiento y una mayor cantidad de no adrenalina facilitan acumulativamente la descomposición de las reservas de grasa de su cuerpo que son utilizadas como energía para alimentar las funciones corporales. Esta es exactamente la razón por la cual el ayuno a corto plazo puede aumentar la tasa metabólica de su cuerpo entre un 3,6 y un 14 por ciento. Por lo tanto, el ayuno intermitente es efectivo en ambos lados de esta ecuación. Aumenta la tasa metabólica del cuerpo y disminuye la ingesta de alimentos. Según una revisión de la literatura científica de 2014, el ayuno intermitente puede llevar a una pérdida de peso de alrededor del 3 al 8 por ciento, durante un período de 3 a 24 semanas. Aparte de esto, el ayuno intermitente aumenta las funciones hormonales del cuerpo para ayudar a perder peso.

3. El Ayuno Intermitente puede disminuir la resistencia a la insulina además de la propensión a la diabetes Tipo 2.

La diabetes tipo 2 ha ganado atención generalizada en los últimos años. La característica más notable de la diabetes tipo 2 es el alto nivel de azúcar en la sangre cuando se trata de resistencia a la insulina. Cualquier cosa que disminuya la resistencia a la insulina reducirá los niveles de azúcar en la sangre y combatirá la diabetes tipo 2. Se sabe que el ayuno intermitente tiene muchos beneficios significativos en la resistencia a la insulina del cuerpo y conduce a una reducción significativa del azúcar en la sangre. En una investigación llevada a cabo en seres humanos (gracias a Dios que alguien se dio cuenta de que nuestros cuerpos son diferentes de los ratones) se sabe que el ayuno intermitente reduce los niveles de azúcar en la sangre entre un 3 y un 6 por ciento, mientras que la insulina (en ayunas) lo reduce entre un 20 y un 32 por ciento.

Otro estudio realizado en ratas (una vez más **los roedores reaparecieron**) sugirió que el ayuno intermitente ofrece protección contra el daño de los riñones, una de las complicaciones más difíciles derivadas de la diabetes. Esto simplemente significa que el ayuno intermitente es excelente para las personas que tienen un alto riesgo de desarrollar diabetes tipo 2.

4. El Ayuno Intermitente puede ser beneficioso para la salud del corazón.

¿Sabías que el asesino número uno del mundo es la enfermedad cardíaca? Sí, las enfermedades cardíacas se cobran más vidas que cualquier otra cosa, por lo que es importante mantener una buena salud del corazón. Varios indicadores de salud o factores de riesgo están estrechamente relacionados con un mayor o menor riesgo de enfermedades del corazón. Se sabe que el ayuno intermitente mejora innumerables factores de riesgo como la presión arterial, el colesterol, los estados inflamatorios y nuestros niveles de azúcar en la sangre. Dicho esto, gran parte de la investigación relacionada con el impacto del ayuno intermitente en la salud del corazón se ha llevado a cabo en animales. Los impactos en la salud humana requieren más investigación para establecer un vínculo concluyente entre el ayuno intermitente y la salud del corazón.

5. El Ayuno Intermitente puede disminuir el estrés oxidativo y la inflamación del cuerpo.

El estrés oxidativo es una de las principales causas del envejecimiento y muchas enfermedades crónicas. Comprende varias moléculas inestables denominadas radicales libres, que se juntan con otras moléculas vitales para reaccionar y dañarlas. Se han realizado innumerables estudios que relacionan el ayuno intermitente con una alta resistencia al estrés oxidativo. Algunos estudios también han revelado que el ayuno intermitente ayuda a combatir la inflamación, otra causa de enfermedades comunes.

6. Los procesos inducidos por el Ayuno intermitente que abordan la reparación celular.

Cuando nuestro cuerpo entra en ayuno, sus células inician un proceso de eliminación de desechos celulares denominado autofagia (más adelante conoceremos sus beneficios). Durante la autofagia, las células del cuerpo se descomponen y se usan para metabolizar proteínas dañadas y disfuncionales que se acumulan dentro de las células durante un período de tiempo. La autofagia excesiva también combate enfermedades como el Alzheimer y el cáncer.

7. El ayuno puede ayudar a prevenir el cáncer.

El cáncer es una enfermedad que amenaza la vida, caracterizada por un crecimiento incontrolable de células. El ayuno impacta nuestro metabolismo y puede conducir a un menor riesgo de cáncer. A pesar de que los estudios llevados a cabo dentro de esta área están mayormente restringidos a los animales, ha habido un vínculo alentador entre el ayuno y una vida más larga debido a la capacidad de nuestro cuerpo para combatir enfermedades que amenazan la vida. También hay algunas pruebas que sugieren que el ayuno intermitente puede ayudar a mitigar los severos efectos de la quimioterapia.

8. El Ayuno intermitente es excelente para la salud mental.

Lo que es bueno para el cuerpo también puede serlo para la mente y el alma. En el caso del ayuno intermitente, se sabe que mejora la salud de nuestro cerebro a través de funciones metabólicas mejoradas. Esto incluye todo, desde un menor estrés oxidativo hasta una disminución de la inflamación, un menor nivel de azúcar en la sangre y resistencia a la insulina.

La investigación realizada en ratas ha revelado que el ayuno intermitente es conocido por estimular el crecimiento de nuevas células neuronales que pueden tener un impacto positivo en nuestras funciones cerebrales. El ayuno intermitente también aumenta el factor neurotrópico derivado del cerebro (BDNF), un tipo de hormona cerebral. La deficiencia de esta hormona en particular está estrechamente relacionada con condiciones mentales como la depresión. Una vez más, la investigación realizada en animales demostró el hecho de que el ayuno intermitente combate los daños cerebrales derivados de las apoplejías.

9. El Ayuno Intermitente puede ayudar a combatir el Mal de Alzheimer.

El Mal de Alzheimer es la enfermedad neurológica más extendida del planeta. No hay cura para esto, lo que significa que la prevención es la única opción para enfrentarla. La investigación realizada en ratas señala el hecho de que el ayuno intermitente retrasa el Mal de Alzheimer o disminuye su intensidad. Los estudios realizados en animales también indican que el ayuno ofrece protección contra otras enfermedades neurodegenerativas, como la enfermedad de Huntington y la enfermedad de Parkinson.

10. El ayuno intermitente aumenta su vida útil.

El ayuno intermitente puede ayudar a aumentar su vida útil en general y ayudarle a vivir más tiempo debido a su capacidad para prevenir la aparición de varias enfermedades que amenazan la vida, incluido el cáncer. La investigación realizada en ratas ha revelado que el ayuno intermitente prolonga nuestra vida útil de manera similar a la restricción calórica prolongada. En un estudio en particular, las ratas que se sometieron a un ayuno alterno cada día, sobrevivieron 83 por ciento más que las ratas que no fueron sometidas a ayuno.

Aunque se necesitarán más estudios para demostrar esto de manera concluyente con respecto a los humanos, el ayuno intermitente se ha vuelto cada vez más popular entre los adeptos a la pérdida de peso y antienvejecimiento. Dados sus efectos metabólicos y una variedad de marcadores de salud, el ayuno intermitente puede ayudar a una persona a vivir más tiempo.

11. Es un método más positivo para sentirse bien que otros planes de dieta.

A diferencia de las dietas de choque aleatorio, poco saludables y de moda, el ayuno intermitente rara vez le hace sentir con poca energía, deprimido o de mal humor. Se siente bien mientras se practica porque no hay límite a lo que puede y no puede comer. No hay fechas de inicio y finalización, a diferencia de otras dietas para perder peso. No tiene una duración fija y se puede practicar durante el tiempo que desee. De hecho, algunas personas lo han convertido en una parte integral de su estilo de vida. Siempre que usted esté cómodo y en buena forma física, puede seguir el ayuno intermitente siempre para perder peso, mantener la masa muscular y propósitos de salud. A diferencia de otras dietas basadas en la inanición, usted se verá y se sentirá mejor después de un ayuno intermitente.

En general, las personas que siguen regularmente el ayuno intermitente no se sienten agotadas ni cansadas siempre. Nuestros niveles de energía aumentan porque estamos comiendo de una manera más decidida y equilibrada. Otro aspecto del ayuno intermitente es que, en lugar de acercarse a comer como una tarea más que debe cumplir, se adquiere el hábito de comer de una manera más consciente y apreciativa. Si combina el ayuno con un aumento de la actividad física o un régimen de ejercicio regular, puede observar resultados de pérdida de peso aún más espléndidos, si ese es su objetivo principal para el ayuno.

En mi opinión, una de las mejores partes sobre el ayuno intermitente que atrae a mucha gente, es que no es tan desafiante o exigente como una dieta. Todos hemos visto un desplome en las dietas de resolución de año nuevo durante la primera semana de enero debido a la baja resolución y la difícil aplicación. Aunque los planes elegantes de pérdida de peso y las dietas saludables se ven bastante bien en un libro lleno de datos e imágenes, son difíciles de implementar en el mundo real, especialmente para las personas que llevan una vida ocupada. Los planes de dieta pueden ser difíciles de adaptar a su estilo de vida diario. A menos que sea una celebridad con 20 asistentes corriendo alrededor de usted y buscando su alimento, ¿en qué lugar del mundo obtendrá algún tipo de alimento raro que sea exactamente igual a sus especificaciones dietéticas? Los planes de dieta no son realmente factibles porque usted no tiene acceso a ciertos tipos de alimentos donde quiera que vaya, a menos que lleve su almuerzo ligero como un niño de escuela. Por lo tanto, no es conveniente mantener planes de dieta a largo plazo.

Por el contrario, el ayuno intermitente se puede incluir fácilmente en su vida cotidiana. El practicante del ayuno no tiene que atenerse a grupos de alimentos específicos o tipos de alimentos. Usted tiene la comodidad, la facilidad y la flexibilidad de comer cualquier cosa que esté fácilmente disponible, siempre y cuando el número total de calorías no sea alarmantemente alto. Existe una mayor flexibilidad acerca de cuándo desea ayunar y comer, según su estilo de vida y su horario diario. A diferencia de las dietas de moda, el ayuno intermitente no le deja agotado, enojado y hambriento. Hay poco estrés sobre qué comer y qué evitar.

Ahora no estoy sugiriendo que el ayuno intermitente sea la cosa más fácil en el planeta que usted realizará. Obviamente, llevará tiempo el que su cuerpo se adapte a los nuevos patrones de alimentación. Muchos de los nuevos practicantes experimentan "dolores de cabeza" cuando tratan de acostumbrar sus cuerpos a la idea de quedarse sin comer durante varias horas seguidas. Me encanta mi comida, y no podía imaginar la idea de estar sin ella durante muchas horas a la vez. Si me pidieras que siguiera el ayuno intermitente en mis días de juventud, me hubiera reído mucho. Pero aquí estoy hoy: feliz, radiante y disfrutando de los beneficios del ayuno intermitente. La razón por la que estoy compartiendo esto es para ofrecerle la esperanza de que no está solo. Habrá días en los que sentirá que no podrá seguir sin comer por un segundo más. Desarrolle un mecanismo de adaptación para tales días. A veces, está bien romper su resolución y comer un par de horas antes si se siente realmente débil y hambriento. No hay reglas establecidas y firmes con respecto a lo que puede y no puede hacer. El ayuno es para su cuerpo y para su beneficio. Si descubre que le hace más daño al cuerpo en lugar de ayudarlo, cambie la forma en que hace las cosas u opte por un plan de ayuno diferente. La conclusión es que debe sentirse maravilloso con respecto al ayuno al final del día.

Durante el ayuno intermitente, puede continuar comiendo los alimentos que consume normalmente siempre y cuando no coma muchos alimentos poco saludables con regularidad, y el número total de calorías no sea demasiado alto.

Quiero que haga una pequeña actividad de 5 a 10 minutos que le ayude a comprender la diferencia entre el ayuno intermitente y otros planes de dieta. Realice una búsqueda rápida en Google para conocer las dietas y las tendencias de pérdida de peso más recientes y populares de la temporada. En la mayoría de los casos, obtendrá una lista de dietas, cada una con su propia lista amplia sobre el tipo de alimentos que debe comer y evitar. Lo más probable es que cada una tenga una lista complicada, una variedad de libros de cocina y una lista rígida de cosas que debe y no debe seguir.

No hay recetas específicas ni libros caros de instrucciones de cocina para el ayuno. No tiene que trabajar con una lista de alimentos prohibidos y permitidos. Por supuesto, usted tendrá que seguir prácticas alimentarias inteligentes, sanas y conscientes, como la reducción de azúcar, evitar los alimentos endulzados artificialmente y las comidas envasadas para experimentar una pérdida de peso efectiva. No hay tipos especiales de alimentos o métodos de preparación de comidas involucrados. Si consume comidas balanceadas, bajas en calorías y nutritivas, al mismo tiempo que recorta la comida procesada y la comida chatarra, no hay una lista interminable de restricciones. Lo que más disfruto del ayuno intermitente es que se puede consumir todo con moderación.

Como muchas otras dietas y planes de comidas, el ayuno intermitente no está simplemente relacionado con la pérdida de peso. Es más profundo que eso. Se trata de crear patrones saludables de consumo de alimentos, regular sus hábitos alimenticios, desarrollar una mayor masa muscular y hacer alarde de un físico mejor construido o tonificado. Por supuesto, los objetivos de pérdida de peso están estrechamente relacionados con el ayuno intermitente. Sin embargo, en general, se trata de lograr sus objetivos de salud y pérdida de peso de una manera saludable, disciplinada, determinada y equilibrada.

12. El Ayuno Intermitente simplifica su estilo de vida.

Independientemente de lo orgulloso que esté de sus habilidades de cocina y de planificación de comidas, no se puede negar que cocinar es un proceso engorroso, tedioso y que consume tiempo. Crear un menú, planear comidas, preparar alimentos, envasar comidas y limpiar puede ser arduo si se hace todos los días. La vida puede ser mucho más simple (y lo digo por experiencia de primera mano) cuando se trata de comidas más ligeras y menos abundantes. Usted puede concentrarse en otras tareas que no sean planificar comidas y escoger ingredientes para 3-4 comidas al día.

Por ejemplo, supongamos que usted está en el plan de ayuno intermitente 16-8. Si se salta el almuerzo, todo lo que debe hacer es consumir un desayuno saludable antes de salir de casa o comenzar con sus tareas diarias. A esto puede seguirle un té o café sin calorías durante todo el día y planear una cena ligera y nutritiva. Está eliminando una comida completa del día, lo que significa menos planificación y cocina para simplificar su vida.

No solo eso, también terminará ahorrando mucho dinero saltándose algunas comidas. Coma menos cantidad de comidas, pero de mayor calidad en términos de nutrición y equilibrio. Ahorrará mucho tiempo, el cual habría gastado en cocinar, comprar comestibles y planificar las comidas: tiempo que se puede aprovechar mejor practicando algún tipo de ejercicio físico para complementar su ayuno y llevando un estilo de vida más disciplinado. ¡Los beneficios adicionales incluirán su apariencia radiante y los muchos cumplidos que recibirá!

13. El Ayuno establece una clara rutina de alimentación.

Sea honesto mientras responde esto, ¿cuántos de nosotros realmente comemos a una hora fija todos los días? Todos hemos sido culpables de estar demasiado ocupados con el trabajo y tomar un sándwich a las 3 p.m. o correr sin desayunar o escarbar en nuestro bocadillo favorito de medianoche cuando los ataques de hambre nos golpean. La verdad es que, a menos que sigamos un patrón de alimentación específico, probaremos siempre los límites de nuestro cuerpo hasta que decida ajustarse y se convierta en una serie de problemas de salud. Nos saltamos las comidas para cumplir con los plazos o nos quedamos sin comer durante horas mientras nos preparamos para esa presentación tan importante. Sabemos que no es saludable para nuestros cuerpos. Sin embargo, en algún momento u otro, todos hemos dañado nuestro cuerpo al no comer a una hora fija todos los días. El ayuno intermitente le permite establecer el consumo fijo de comidas y las horas de ayuno para agilizar el proceso de apegarse a un horario regular de comidas. Esto también es maravilloso desde la perspectiva de la salud y la pérdida de peso. Puede planificar su rutina y trabajar en ella cuando tenga más probabilidades de sentirse hambriento o saciado. Esto puede ser muy conveniente cuando se trata de programar sus actividades diarias. Una vez que sepa que estará ayunando en ciertos momentos, es más fácil reservar su período de ayuno para actividades menos extenuantes.

14. El Ayuno Intermitente es altamente beneficioso para los atletas.

A pesar de que hay extensas discusiones y debates acerca de los beneficios e inconvenientes del ayuno intermitente para los deportistas, no es tan descabellado decir que sus beneficios para los practicantes regulares también son aplicables a los atletas o personas involucradas en tareas físicas intensas.

Los deportistas que ayunan pueden dar fe de muchos de los beneficios del ayuno intermitente como el incremento de las hormonas de crecimiento, reducción de la inflamación, desintoxicación y una ingesta baja de calorías. El ayuno durante todo el día es reconocido por ser efectivo cuando se trata de recuperación de dolores y lesiones leves. Para los atletas que quieren controlar su peso, regular los niveles de grasa y mantener la masa muscular, el ayuno puede significar buenas noticias.

Aquí se presentan unos consejos para los deportistas que quieran maximizar los beneficios del ayuno intermitente para potenciar su rendimiento en el campo:

1. Opte por fases de alimentación más largas que los practicantes regulares, ya que puede requerir una mayor ingesta de calorías para recuperarse de la tensión, el entrenamiento físico y las lesiones. Reduzca las ventanas de ayuno a alrededor de 4-8 horas.

2. Evite reducir las calorías: Sí, el ayuno intermitente para adelgazar implica perder calorías. Sin embargo, cuando esté comiendo menos,

es vital para el cuerpo mantener un conteo de calorías saludable para alcanzar sus objetivos de entrenamiento de fuerza, recuperación y actividad física intensa.

3. Consuma más proteínas, ya que le ayudará a controlar sus antojos de alimentos durante la ventana de ayuno. Sus antojos se reducirán y notará una mayor sensación de plenitud de saciedad. ¿Cómo sucede esto? Los aminoácidos en las proteínas le ayudan a mantenerse positivo, alerta y concentrado mientras se mantiene en el camino (literal y figurativamente).

4. Coma a la misma hora cada día: Evite seguir el ayuno intermitente espontáneo o errático comiendo y saltándose las comidas cuando lo desee. Puede funcionar para algunas personas, pero no es adecuado para atletas o personas que realizan actividades físicas de alta intensidad. Establezca un horario regular de comidas para todos los días para equilibrar los niveles de cortisol y optimizar los ritmos para mejorar el rendimiento en el campo.

5. Evite el ayuno durante las competiciones y entrenamientos de alta intensidad: No se recomienda el ayuno para los atletas que se encuentran bajo un entrenamiento de alta intensidad, participan en competiciones de alta presión o se someten a un entrenamiento de volumen. Privar a su cuerpo de las calorías necesarias para cumplir con los requisitos nutricionales y de reposición durante su desempeño no es una buena idea.

6. Restrinja el consumo de cafeína. Aunque está bien comenzar su día con un poco de café para sobrevivir a los antojos de alimentos hasta la hora del almuerzo, es una buena idea tomar un sorbo cada vez que experimente retortijones por hambre. El consumo excesivo de café puede provocar un desequilibrio en los niveles de cortisol de su cerebro, lo que lo hace sentir más estresado y agotado mentalmente.

7. Los expertos e investigadores del ayuno recomiendan que los atletas se apeguen a los entrenamientos de baja intensidad, como cardio, mientras se encuentran en su ventana de ayuno. Por otro lado,

los entrenamientos de alta intensidad o el entrenamiento de resistencia deben reservarse para las fases o los días de alimentación.

8. Tenga en cuenta que el ayuno hace que el proceso de construcción de los músculos mediante el entrenamiento de resistencia y la pérdida de peso resultante sean más difíciles a largo plazo. Esto se debe al hecho de que quemar proteínas tiene un efecto directo en la fuerza muscular y ralentiza el metabolismo durante un período de tiempo. Sin embargo, si practica el ayuno intermitente, no hará cambios dramáticos en su patrón de alimentación, especialmente si su cuerpo no está acostumbrado al ayuno. Siga cualquier plan de ayuno intermitente solo después de realizar una investigación adecuada (de acuerdo con las necesidades de su cuerpo y sus objetivos de ayuno), apéguese a una dieta bien planificada, rica en nutrición y equilibrada, y consulte a un médico. Tenga en cuenta sus necesidades fisiológicas y psicológicas antes de elegir un plan de ayuno.

Desventajas del Ayuno Intermitente.

Si bien el ayuno intermitente tiene varios beneficios, al igual que cualquier otro plan de alimentación o dieta, también viene con su cuota de deficiencias. En general, puede haber más ventajas que desventajas, pero todavía es importante exponer los puntos negativos para tomar decisiones más informadas. A continuación, le ofrecemos un vistazo rápido de algunas de las desventajas del ayuno intermitente:

El Ayuno Intermitente puede conducir a desórdenes alimenticios.

Esto puede suceder cuando es practicado sin moderación en formas no sanas y extremas. El ayuno intermitente puede causar trastornos de la alimentación como atracones y purgas. Del mismo modo, puede llevar a comer en exceso o a la anorexia, lo que a su vez puede causar con el tiempo un montón de otros problemas psicológicos, como sentimientos de culpa o vergüenza. No ayune por razones poco saludables ni lo lleve a niveles extremos. Asegúrese de que esté comiendo comidas bien balanceadas y nutritivas durante su fase de alimentación. Evite obsesionarse con la ingesta de calorías y, en cambio, concéntrese en hacer elecciones de alimentos más inteligentes.

Todos los tipos de ayunos, intermitentes o de otro tipo, mejor deben ser evitados en personas con antecedentes de trastornos alimenticios o patrones de alimentación impulsados por las emociones. Puede desencadenar la condición nuevamente y aumentar los problemas psicológicos ya existentes. Si actualmente está en un estado mental más negativo o está estresado/perturbado psicológicamente, es posible que no sea el mejor momento para ayunar. Espere hasta que esté en un estado mental más positivo para comenzar con su plan de ayuno intermitente. El ayuno durante un período de estrés psicológico puede provocar mayores desequilibrios hormonales y terminar empeorando su condición.

Obsesión enfermiza con la comida.

Vamos a suponer que usted ha estado ayunando durante 10 horas a lo largo del día, y un amigo acaba de abrir una deliciosa caja de comida para llevar. ¿Cuál es su reacción? El ayuno puede aumentar su obsesión con los alimentos y con la idea de comer su próxima comida. El enfoque a menudo cambia de todas las otras actividades hacia cuando terminen sus horas de ayuno. La tendencia a mirar el reloj y esperar la próxima comida puede interferir con sus actividades diarias si lo convierte en una obsesión poco saludable. Si el ayuno gobierna todas sus otras actividades y disminuye su productividad, puede que no sea tan beneficioso después de todo. No deje que la comida ocupe el centro del escenario mientras que todas las demás actividades se colocan en un segundo plano. Realice elecciones inteligentes de alimentos, siga los consejos de supervivencia mencionados en este libro y, lo más importante, no se muera de hambre. Todo esto puede crear una obsesión enfermiza con el ayuno.

Excesiva dependencia de la cafeína.

Si piensa funcionar sin comida durante 15-16 horas por día, necesitará té o café para controlar los retortijones por el hambre y los antojos de alimentos. Esto conducirá a un aumento en el consumo de cafeína durante un período de tiempo, especialmente durante la ventana de ayuno. Muchos profesionales tienden a usar el café o el té como una solución rápida para mantenerse con energía durante la fase de ayuno. Puede ser la única forma en que algunas personas puedan sobrevivir sin comer durante períodos prolongados. Sin embargo, este aumento en el consumo de cafeína puede tener muchas repercusiones: las más notables son la perturbación de los patrones de sueño, ansiedad, estrés, cambios de humor y depresión.

La cafeína es conocida por aumentar los niveles de cortisol del cuerpo (las hormonas que causan el estrés de nuestro cuerpo). Incluso un pequeño aumento en nuestros niveles de cortisol puede hacer que nuestro nivel de azúcar en la sangre se dispare y aumente la resistencia a la insulina. Por lo tanto, no es una buena idea volverse adicto a la cafeína como un efecto secundario de su plan de ayuno intermitente.

El ayuno puede causar intolerancia a la comida.

El ayuno puede dejar a una persona física y mentalmente agotada. Esto puede provocar atracones durante la fase de comer. Una vez que usted acumula calorías después de una larga brecha, sus calorías, así como el azúcar, aumentan y caen, creando así una sensación de hambre y antojos de alimentos más prominentes. Si su primera comida post-ayuno consiste en alimentos más reactivos en mayores cantidades, puede causar intolerancia masiva a los alimentos provocando afecciones como la inflamación. Esto, a su vez, puede aumentar el riesgo de diabetes tipo 1. También se sabe que la inflamación es una de las causas más comunes del aumento de peso en los Estados Unidos de América.

Desnutrición.

Cualquier tipo de ayuno viene con los peligros de la desnutrición. Puede haber una buena probabilidad de que no esté cumpliendo con los requisitos nutricionales de su cuerpo al no consumir el tipo correcto de alimento. El ayuno intermitente abarca la reducción de la ingesta de comidas y del consumo de calorías, lo que significa que, si no toma decisiones inteligentes de alimentación, podría terminar comiendo comidas con bajo contenido nutritivo. Esto puede provocar presión arterial baja, náuseas y sequedad en la boca. Dado que el consumo de calorías de nuestro cuerpo se ha reducido, este se sumerge automáticamente en el modo de supervivencia, reduciendo así el metabolismo general de nuestro cuerpo, disminuyendo los niveles de energía y la resistencia general para realizar actividades físicas. Puede llevar a un sentimiento perpetuo de agotamiento y estrés, que a su vez puede impactar su vida personal y profesional.

El Ayuno puede incrementar el estrés.

El ayuno mantiene las hormonas de estrés de cortisol de nuestro cuerpo bajo control, centrándose en las suprarrenales activas existentes. La investigación ha sugerido que el ayuno durante 48 horas seguidas aumenta nuestros niveles de cortisol, lo que nos lleva a la idea de que el ayuno intermitente (especialmente durante un período prolongado) puede provocar un aumento del estrés y una sensación general de cansancio mental. Incluso si no se somete a un ayuno por mucho tiempo, pero tiene un historial de fatiga o afecciones relacionadas con el estrés, como depresión o ansiedad, el ayuno puede terminar empeorándolo.

Preguntas Frecuentes acerca del ayuno intermitente

P. ¿El ayuno intermitente es apto para las mujeres?

Frecuentemente me han preguntado si el ayuno intermitente es adecuado para las mujeres. Hay evidencia que apunta a la idea de que puede no ser tan ventajoso para las mujeres como lo es para los hombres.

Por ejemplo, un estudio indicó que el ayuno intermitente aumentaba la sensibilidad a la insulina cerebral en los hombres, aunque reducía la regulación del azúcar en la sangre en las mujeres. Aunque no hay acceso a estudios en humanos con respecto a esto, la investigación de ratas hembra ha revelado que el ayuno las hace más infértiles y conduce a la perdida de ciclos menstruales. Hay varios informes no confirmados que sugieren que el ayuno intermitente interfiere con el ciclo menstrual de una mujer, y que los ciclos normales se reanudarán solo cuando se detiene el ayuno.

Precisamente por estas razones, las mujeres deben tener precaución mientras realizan un ayuno intermitente. Esto no quiere decir que no deban ayunar o que el ayuno intermitente es absolutamente insano para las mujeres. Solo sugiere que deben ser más cuidadosas, leer sobre los efectos del ayuno y consultar a un médico para tomar decisiones más informadas. Siga algunas pautas, como detener el ayuno intermitente de inmediato en caso de problemas como la amenorrea o la pérdida de menstruación. Para las mujeres que están lidiando con problemas de fertilidad, es mejor evitar el ayuno intermitente por el momento. El ayuno intermitente también es una mala idea para las mujeres embarazadas y lactantes. Nuevamente, las mujeres con antecedentes de trastornos de la alimentación, depresión, problemas emocionales y enfermedades psicológicas deben mantenerse alejadas del ayuno. Además, el ayuno intermitente puede ser una mala noticia para las mujeres con bajo peso.

Hay mucha discusión sobre las consecuencias del ayuno intermitente en el cuerpo femenino. Si bien algunos expertos opinan que el ayuno tiene un impacto directo en la fertilidad de la mujer, en realidad no hay evidencia concreta que lo respalde. Se requiere más investigación en humanos para arrojar luz sobre el tema. Tenga en cuenta que todo lo que se haga en los extremos no es bueno para su salud, lo que también es válido para el ayuno intermitente. No se recomienda el ayuno durante más de 24 horas, ya que puede causar efectos secundarios perjudiciales. El ayuno intermitente también puede provocar desequilibrios hormonales al tiempo que afecta la capacidad del cuerpo para concebir.

Idealmente, las mujeres no deberían entrar en ayuno prolongado. Trate de practicar el ayuno intermitente durante períodos más cortos para evitar causar estragos en sus hormonas. Una cierta cantidad de cambio metabólico no debe activar sus alarmas. Puede que no afecte su ciclo menstrual a largo plazo. Una mujer sana promedio puede no experimentar ningún efecto secundario visible en lo que respecta a la menstruación, a menos que lo esté haciendo en exceso o ayunando más allá de los límites regularmente posibles. Evite morirse de hambre durante períodos prolongados o consumir comidas poco saludables durante su período de comidas y estará bien.

Los expertos en ayuno intermitente no recomiendan el ayuno cuando se está estresado o en un estado emocional desequilibrado, ya que puede causar más problemas o agravar la condición psicológica, lo que puede aumentar los desequilibrios hormonales. Puede ser una instancia de ayuno en circunstancias no tan favorables, lo que conduce a varios efectos secundarios que pueden no ocurrir en circunstancias normales. No hay evidencia clara para vincular directamente el ayuno intermitente con la fertilidad y los problemas menstruales. Asegúrese de no hacer ayuno durante más de 24 horas.

Si está ayunando durante más de 24 horas, evite hacerlo más de dos veces por semana. De manera similar, también puede comenzar practicando el plan de ayuno intermitente 16-8, es mucho más fácil y factible. Según algunos estudios, las mujeres ven mejores resultados al ayunar durante períodos más cortos que los hombres.

Sin embargo, mirando el panorama general, se sabe que el ayuno intermitente es más beneficioso para los hombres, aunque las mujeres pueden hacerlo siguiendo las pautas de salud y seguridad.

P. ¿El ayuno intermitente conduce a un estado de inanición?

Todos hemos visitado tiendas por departamento de lujo que venden, entre una variedad de otros artículos, ropa, calzado y accesorios. Examinemos el concepto de ayuno intermitente y lo que este hace al cuerpo basado en esta analogía ampliamente entendida. Cuando usted visita una tienda por departamentos, hay una variedad de productos en exhibición en un estante para que los compradores compren.

Sin embargo, también hay otro inventario en algún lugar del almacén o depósito que está en fila para ir a los estantes una vez que los artículos en los estantes se hayan vendido. Hay un número limitado de productos que se pueden mostrar en los anaqueles o estantes. La mercancía adicional, por lo tanto, tiene que ser almacenada en otro lugar en un almacén. Siempre hay nuevas cosas que se agregan al inventario del producto, llenando así el almacén. Las nuevas colecciones de temporada siempre están llegando al almacén. Ahora, las cosas en los estantes también se venden rápidamente. De repente, la tienda decide no incluir ningún inventario nuevo debido a decisiones comerciales. ¿Usted cree que entrará a la tienda para encontrar anaqueles y estantes vacíos? ¡De ninguna manera! Habrá toneladas de mercaderías aún esperando ser recogidas. Hay muchas cosas aún por vender en el almacén, ¿no es así? Incluso cuando la tienda ha decidido detener su proceso de abastecimiento de nuevos productos o agregar al inventario de productos, hay toneladas de productos almacenados en el almacén, a la espera de ser vendidos. En lugar de mantener los anaqueles y los estantes vacíos, los productos en el almacén se colocarán rápidamente en los estantes.

Ahora use una lógica exacta cuando se trata del cuerpo. La glucosa es el proveedor básico de energía a corto plazo de su cuerpo (piense en los productos en los estantes o en los anaqueles), mientras que la grasa es el proveedor de energía a largo plazo (piense en el inventario que está almacenado en el almacén). La grasa no se utilizará ni se quemará cuando el cuerpo contenga glucosa para alimentar su energía, al igual que el inventario del almacén no se colocará en los estantes hasta que el inventario en los estantes no se haya vendido.

Cuando los recursos de glucosa están inmediatamente disponibles para el cuerpo, los utilizará y no tocará la grasa. ¿Qué sucede cuando al cuerpo no le queda glucosa para su uso posterior? No se muere de hambre, como los anaqueles y estantes de la tienda no se dejan vacíos. Todavía hay un suministro constante de grasa que espera ser quemada para cumplir con los requisitos de energía del cuerpo. El cuerpo circula acumulando grasa almacenada, que se utilizará para obtener energía cuando la glucosa no esté disponible para el cuerpo. Esto significa que el cuerpo rara vez se muere de hambre a menos que usted ayune durante un tiempo realmente largo. Nuestro cuerpo está conectado para la identificación intuitiva y la adaptación a diversos recursos energéticos en ausencia de glucosa. La energía grasa o los artículos almacenados en el almacén se liberan cuando la cuota de glucosa se agota por completo.

P. ¿Está permitido el consumo de bebidas y/o jugos durante el ayuno intermitente?

Esta es otra pregunta que se plantean frecuentemente las personas que desean probar el ayuno intermitente. Se preocupan por la forma en que podrán sostener la fase de ayuno y si pueden seguir adelante con los jugos y las bebidas.

La respuesta es que se puede consumir café sin calorías, té verde y agua durante la fase de ayuno para controlar los retortijones por hambre. El agua con gas es otra buena opción para aquellos que buscan bebidas sin calorías. A veces, las bebidas bajas en calorías también están bien, aunque usted debe evitar los lujosos servicios de la cafetería, como la crema, los edulcorantes artificiales y el chocolate. Solo se cargará de calorías innecesarias. Incluso cuando vaya a reuniones sociales o de fiesta, le ayudará el hacer y llevar sus propias bebidas en lugar de depender de máquinas expendedoras y cafés. Evite los edulcorantes artificiales llenos de calorías y lácteos.

Además, los jugos no están completamente libres de calorías y generalmente no son recomendables durante la fase de ayuno, aunque son una buena opción para romper el ayuno. Todo se reduce a sus objetivos individuales para el ayuno. Si está ayunando para perder peso, es posible que desee tomar solo bebidas con cero calorías. Sin embargo, a algunas personas también les gusta consumir bebidas bajas en calorías para ayudarlas a mantenerse durante el período de ayuno. ¡Lo que sea que le provoque siempre y cuando no se exceda y se adhiera al marco general de ayuno intermitente!

Si sigue un ayuno de 24 horas, puede haber algunos antojos dulces, especialmente si no puede hacer sus postres. No solo necesita nutrición, sino también una determinación de avanzar en esta fase. En tal escenario, opte por jugos de frutas y verduras frescos caseros. Lo ideal es que estén libres de edulcorantes artificiales y conservantes añadidos. Tómelos sin azúcar para permitirle al cuerpo algo de alimento, sustento y una sensación de satisfacción para los dulces antojos.

Además, continúe tomando agua en cantidades ilimitadas durante la fase de ayuno para mantener su cuerpo suficientemente hidratado durante la fase de ayuno. Quedarse sin agua por mucho tiempo puede ser aún más dañino cuando está en ayunas porque su cuerpo no ingiere agua de otras sustancias alimenticias. Ayudará a prevenir enfermedades como la inflamación cerebral, la insolación y el mal funcionamiento de los riñones.

También recomiendo infusión de agua durante la fase de ayuno. Solo vierta el agua en un vaso y agréguele una pizca de lima. Incluirá un sabor a ponche en su bebida y también ayudará a limpiar o desintoxicar su cuerpo. El agua de limón es refrescante, especialmente si se siente deshidratado o con poca energía. También puede tomar caldo de vegetales después de que termine de hervir sus vegetales. Solo agregue un poco de sal y pimienta y listo. Es delicioso, sano y fácil de digerir. Estas son formas creativas de tomar agua cuando se vuelve demasiado aburrida. Estas bebidas ligeras, fáciles y refrescantes pueden ayudar a mantener a raya el hambre durante su fase de ayuno. Agregue sabores y elementos naturales para hacer que sus líquidos sean más interesantes.

P. ¿En promedio, cuántas calorías debe consumir una persona mientras sigue el plan de ayuno intermitente?

La respuesta es que depende de sus objetivos únicos e individuales para el ayuno. ¿Cuáles son sus objetivos de ayuno? Si la pérdida de peso es el objetivo fundamental, ¿cuántas libras quiere bajar? ¿Cómo es el metabolismo de su cuerpo? No hay un consumo de calorías prescritas en el ayuno intermitente a menos que esté optando específicamente por una variante a base de calorías del ayuno intermitente, donde se espera que limite sus comidas a un número estipulado de calorías. Aparte de eso, si está optando por un plan de ayuno intermitente regular como el tipo 16-8, no hay especificaciones de ingesta de calorías. Sin embargo, como regla general, mantenga su ingesta de calorías entre 1000 y 2000 calorías por día, más aún si está ayunando con el objetivo de perder peso.

En lugar de obsesionarse con su ingesta de calorías, sugeriría enfocarse en comer comidas equilibradas, saludables y nutritivas. Consuma todo con moderación para mantener un estilo de vida activo y saludable. Regule sus hábitos alimenticios para cumplir los objetivos de pérdida de peso a través del ayuno intermitente. Reducir la ingesta de calorías es solo uno de los componentes del plan. Hay varias otras cosas como hacer ejercicio o llevar un estilo de vida más activo físicamente. No se convierta en un manojo de nervios contando calorías antes de cada comida. En su lugar, concéntrese en reducir su consumo de azúcar y alimentos procesados. Elija alimentos más saludables al optar por alimentos frescos, enteros y altos en fibra.

Diga adiós a los productos alimenticios endulzados, procesados y enlatados artificialmente. Una vez más, en general, evite el consumo de bebidas gaseosas. Conozco a personas que siguen planes de dieta erráticos e inflexibles y privan por completo a sus cuerpos de calorías, lo cual no es la mejor manera de hacerlo. La privación repentina de calorías puede no ser saludable para el cuerpo. Solo aumentará sus antojos de alimentos y conducirá a efectos fisiológicos poco saludables a largo plazo. En lugar de obsesionarse con reducir la ingesta de calorías, concéntrese en consumir comidas altas en fibra y ricas en proteínas. Manténgase alejado de los carbohidratos dañinos y las grasas malas para alcanzar su pérdida de peso y otros objetivos del ayuno intermitentes.

P. ¿El ayuno intermitente disminuye la tasa de metabolismo del cuerpo?

Esto no es verdad y se origina desde el punto de vista de que comer afecta directamente nuestro metabolismo. Comer no afecta directamente la tasa metabólica de nuestro cuerpo. Influye a través de un proceso conocido como alimentación térmica. El cuerpo humano está gastando perpetuamente energía con el propósito de realizar varias funciones, como la digestión y la absorción de alimentos. Esta es la única conexión utilizada para concluir que, al no consumir alimentos, estamos afectando o desacelerando la tasa metabólica de nuestro cuerpo. Es una noción equivocada de que comer comidas ligeras a menudo aumenta los niveles de metabolismo del cuerpo.

El efecto térmico de nuestro cuerpo está determinado por el consumo general de energía y no por nuestra frecuencia de consumo de alimentos o los intervalos de descomposición de las calorías consumidas del cuerpo. Puede comer una o veinticinco veces al día y aún ingerir la misma cantidad de calorías según lo que esté comiendo. Puede comer una sola comida de 1200 calorías o dividirla en seis comidas de 200 calorías. En pocas palabras: el consumo total de calorías sigue siendo el mismo. El metabolismo general del cuerpo no se ve afectado si elimina su alimentación durante un período determinado en lugar de consumir todas las calorías a la vez.

P. ¿Se puede tomar algún suplemento para simplificar el proceso del ayuno?

Al igual que con otros planes de pérdida de peso y dieta, se pueden tomar suplementos nutricionales mientras sigue el plan de ayuno intermitente. Sin embargo, asegúrese de consultar a un médico, nutricionista certificado o dietista antes de optar por suplementos nutricionales para complementar su plan de ayuno intermitente. Independientemente de su objetivo, debe asegurarse de que las necesidades nutricionales de su cuerpo se satisfacen de manera equilibrada y saludable. Es posible que desee considerar tomar un suplemento multivitamínico diariamente. Los suplementos de aceite de pescado también se pueden considerar. Luego están los aminoácidos y los suplementos de vitamina D, que son bastante comunes en los practicantes de ayuno intermitentes.

Si también planea seguir un régimen de ejercicios, los aminoácidos pueden ser una buena opción. Después de consultar con un nutricionista o médico, pueden consumirse antes y después de su entrenamiento para facilitar el aumento de energía del cuerpo y el proceso de reducción de la masa muscular. También se cree que las personas que sufren de estados de ánimo fluctuantes y otras afecciones psicológicas como la depresión, el trastorno bipolar y el trastorno obsesivo-compulsivo usan suplementos de BCAA para combatir un sentimiento general de malhumor, desesperanza y depresión durante el período de ayuno.

Principales errores que la gente comete mientras practica el ayuno intermitente

Entonces, usted ha visto que su sitio viral favorito presenta este método de ayuno que actualmente es una furia entre el grupo de Hollywood y no muestra signos de disminuir en el medidor de popularidad y decidió subirse al carro para disfrutar de su pérdida de peso y otros beneficios para la salud. Bueno, como mencioné antes, es beneficioso solo si lo hace bien. Hay muchas personas que se lanzan a él sin consultar a los profesionales de la salud o saber qué es lo mejor para ellos. Su mejor amigo puede haber bajado 20 libras, y su tío puede haber regulado sus niveles de azúcar en la sangre a través de un ayuno intermitente. Sin embargo, cuando usted lo intenta, obtiene cero resultados. Aquí se presenta una recopilación de algunos de los errores más comunes y más grandes que cometen las personas cuando siguen un régimen de ayuno intermitente:

1. Va a una velocidad vertiginosa amigo.

Espérese y vaya con tranquilidad. La mayor razón para el fracaso de la mayoría de las dietas es que son bastante distantes de nuestras rutinas habituales de alimentación o consumo de alimentos. Se siente casi imposible mantenerlos a largo plazo. Lanzarse a un duro ayuno de 24 horas no funcionará si está acostumbrado a comer comidas pequeñas cada dos horas. Comience con un ayuno de 12 a 12 para principiantes más práctico, donde estará comiendo durante 12 horas y ayunando durante las 12 horas restantes. Esto es más práctico porque se acerca más a lo que ya ha estado siguiendo hasta ahora. Puede ser más sostenible a largo plazo. Cuando se sienta más cómodo, aumente gradualmente la duración del ayuno.

Nuestros cuerpos no están acostumbrados a comer erráticamente (a menos que usted no tenga horarios fijos de comidas) o a estar sin comer durante largos períodos de tiempo. Si lo hace demasiado rápido, lo dejará y lo romperá. Usted no querrá enviar un shock a su cuerpo tan pronto como comience, y luego terminar el ayuno antes de que pueda decir ayuno intermitente. No es así como debería funcionar. Si desea mantenerse con su plan de ayuno intermitente, a la larga, sea lento y constante. Dé un paso a la vez para ver cómo reacciona su cuerpo. Dele a su cuerpo el tiempo para acostumbrarse a estar sin comer por más tiempo del que está acostumbrado actualmente. Eventualmente, llegará y responderá favorablemente al plan de ayuno. Se sentirá mucho más positivo, saludable y enérgico cuando tome pasos graduales mientras sigue el ayuno.

2. Seleccionar un plan que no corresponde a su estilo de vida.

Sue, a cinco cuadras de distancia, puede haber perdido 15 libras y se ve asombrosa al seguir el método de ayuno intermitente 8-16. Sin embargo, esto no significa que el plan también funcione automáticamente para usted. Su estilo de vida puede ser diferente al de Sue, lo que significa que debe elegir un plan de dieta que sea apropiado para su estilo de vida único.

Tenga en cuenta su régimen de actividad física, su vida profesional, sus responsabilidades domésticas y mucho más antes de elegir el plan más adecuado para usted. No opte por una dieta que no coincida, lo cual será un plan infernal. Por ejemplo, no tiene sentido comenzar a ayunar a las 7 p.m. si usted es un pájaro nocturno. Del mismo modo, los ninjas del gimnasio deben evitar los métodos de ayuno que limitan considerablemente su ingesta de calorías si están siguiendo una rutina de ejercicios pesados. Entrelace su plan de dieta impecablemente dentro de su estilo de vida para lograr mejores resultados.

3. Comer demasiado durante la ventana de comida.

Ahora, ¿cuál es el punto de consumir el doble de calorías durante su ventana de alimentación para compensar las fases de ayuno? El truco es no morirse tanto de hambre que en el momento en que el reloj marca su hora de comer, usted come de más. Si no puede estar sin comer por períodos prolongados, no elija un régimen altamente restrictivo.

De acuerdo con los estudios, las dietas restrictivas a menudo fallan porque tendemos a sufrir hambre física y emocional, y cuando se nos permite comer, salimos y acaparamos todo. Mantenga una dieta menos rigurosa si no puede mantener dietas cada vez más restrictivas a largo plazo.

4. No comer bien durante la fase de alimentación.

No comer suficientemente es lo opuesto al tercer punto. También puede ser un factor que contribuya al aumento de peso. Además de posicionarse para el rebote como se mencionó anteriormente, no consumir suficiente comida durante la fase de alimentación canibaliza nuestra masa muscular y hace que la tasa de metabolismo del cuerpo se reduzca. Sin la masa muscular, se puede sabotear la capacidad de su cuerpo para almacenar (olvidarse de perder) la grasa en el futuro.

La parte difícil acerca del ayuno intermitente es que usted tiende a comer de acuerdo con reglas arbitrarias en lugar de escuchar las señales naturales de su cuerpo. Es difícil entender las necesidades reales de su cuerpo. No haga nada que haga que su cuerpo se sienta incómodo o antinatural, y siempre consulte a un dietista registrado para cubrir sus necesidades de nutrición y seguridad.

5. Tratar de hacer demasiadas cosas al mismo tiempo.

Sí, Usted cree que posee la fuerza y el poder de todos los superhéroes juntos, lo que le hace comer menos, ayunar y entrenar excesivamente. Si ha pasado varios días sin comer bien o evitando una rutina de ejercicio regular, no intente tragar más de lo que puede masticar, literalmente, desde el principio. Sumérjase en un régimen de ayuno y entrene lentamente. Evite empezar entrenando cinco veces a la semana o el ayuno diario. Será demasiado para que usted lo aguante. El resultado puede ser la fatiga suprarrenal. Si bien nuestro cuerpo está habituado a algún tipo de estrés, estirarlo para poner a prueba sus límites es demasiado.

6. Mayor obsesión con la ventana de alimentación y el tiempo de comer del ayuno.

Es posible que haya aterrizado directamente del ejército, pero no hay razón para estar obsesionado con las ventanas de alimentación y el momento de comer del ayuno. Alinee su cuerpo y aprenda a identificar el hambre real que ataca cada 15-24 horas y no cada dos horas. Permita que su cuerpo y no el reloj determinen cuándo debe comer. Si siempre está mirando el reloj, no está haciendo nada más que contar las horas para poder atacar la comida con gusto. Aprenda a responder a las señales de su cuerpo.

Por ejemplo, supongamos que está optando por el día de las 2 comidas y decide perderse el desayuno o la cena, y planea extender su ayuno nocturno a alrededor de 16 horas. No se obsesione con la duración del tiempo. En cambio, si opta por omitir el desayuno, coma cuando sienta hambre. Escuche su cuerpo y personalice o adapte su ayuno de acuerdo a las necesidades únicas de su cuerpo en lugar de simplemente estar pendiente del reloj hasta el té.

Escuchar las señales de su cuerpo puede ofrecerle resultados más efectivos que apegarse rígidamente a las ventanas de alimentación y ayuno. Mientras siga el marco y los principios básicos del ayuno, está bien modificarlo un poco aquí y allá. Recuerde que no está haciendo ningún cambio importante. En su lugar, está respondiendo a las necesidades de su cuerpo y alineando sus hábitos con su sistema único.

No sacrifique lo que come por su búsqueda obsesiva con el "cuándo". El ayuno intermitente como tal es una dieta centrada en el tiempo. La mayoría de las dietas tienen reglas explícitas sobre lo que puede y no puede consumir. Sin embargo, el ayuno intermitente no le dice lo que puede o no puede comer durante sus fases de alimentación. No use esas excusas para comer papas fritas, merengadas pecaminosas y pizza cargada con doble de queso. El ayuno no hace milagros. Provoca pequeños cambios metabólicos en el cuerpo. Sin embargo, su impacto fundamental en la pérdida de peso se basa considerablemente en la restricción del número de horas de alimentación para reducir las oportunidades de consumo de calorías. Está reduciendo sus horas de comer porque desea disminuir la cantidad de calorías consumidas por día. Si acumula calorías durante su ventana de alimentación, el principio fundamental detrás del ayuno se echará por tierra.

No haga que el ayuno intermitente sea una razón para comer basura. Puede ser un método altamente efectivo para controlar su peso y su salud en general. Sin embargo, no cancela el efecto de consumir alimentos procesados, ricos en grasa y ricos en azúcar. Es aún más importante proporcionar una nutrición adecuada a su cuerpo cuando está en ayunas. Por lo tanto, apéguese a los alimentos integrales, que son altos en valor nutritivo. Cuando nuestros cuerpos están en estado de ayuno, significa que somos cada vez más sensibles a los alimentos que consumimos. Esto es maravilloso si usted se limita a una comida llena de nutrientes. Si no está nutriendo su cuerpo con nutrientes ricos, su cuerpo mantendrá ansias de alimento, lo que invariablemente conducirá a frecuentes retortijones de hambre (algo que realmente no desea durante su fase de ayuno).

Inmediatamente, puede deshacer el efecto de todo su duro trabajo al optar por comer los tipos incorrectos de alimentos. Conozco a algunas personas que operan con la creencia de que la ventana de alimentación es su momento de darse un capricho por haber sobrevivido mucho tiempo sin comer. No funciona así desafortunadamente. En lugar de ver sus horas para comer y festejar, véalo como el momento de llenarse con alimentos ricos en nutrientes. Asegúrese de que cada comida que consume contenga un alto contenido de fibra, grasas saludables y proteínas. Estos alimentos de alta nutrición le permitirán mantenerse durante toda la ventana de ayuno. Hay trucos para hacerlo bien, y he compartido casi todos ellos aquí.

7. No tomar suficiente agua.

Sé que muchos de ustedes no creen que esto sea un gran problema. Sin embargo, cuando su cuerpo está en estado de ayuno, comienza a descomponer los componentes dañados y destruidos y desintoxica nuestro cuerpo. Es vital que las toxinas dañinas se eliminen de nuestro cuerpo, por lo que beber un mínimo de 4-5 litros de agua al día debe ser una necesidad. Uno de los mejores consejos para sentirse lleno durante la ventana de ayuno es seguir bebiendo agua con gas. Le ayuda a sentir una sensación de plenitud incluso con el estómago vacío, lo que le permite mantener el ayuno durante su período estipulado.

Recuerde, su régimen de ayuno intermitente le impide consumir alimentos, no agua. Debería beber tanta agua como pueda. Esto se vuelve aún más importante porque a su cuerpo le falta hidratación derivada de frutas y verduras frescas. La deshidratación puede provocar varias dolencias y molestias que causan afecciones como dolores de cabeza, retortijones de hambre, calambres, etc. Asegúrese de que siempre esté bebiendo agua durante los ayunos. No hay excusas.

Capítulo Cuatro: Ayuno en días Alternos y Extendido

Ayuno en días Alternos.

El ayuno en días alternos no es más que un tipo de ayuno intermitente. Con este plan de comidas, usted ayuna cada dos días. Sin embargo, no hay restricciones sobre lo que puede consumir en días sin ayuno. La versión más extendida del ayuno en días alternos comprende el "ayuno modificado", en el que se limita la ingesta de calorías a 500 calorías/día en los días de ayuno. El ayuno alternativo es otro método poderoso de ayuno conocido por poseer muchos beneficios para la salud, como un menor riesgo de enfermedades del corazón y diabetes tipo 2.

¿Quiere saber más sobre el ayuno en días alternos? Aquí está la información detallada y privilegiada que está buscando.

Como es evidente por su nombre, el ayuno alternativo consiste en cambiar el consumo de comidas regulares un día y consumir el 25 por ciento de calorías al día siguiente. Existen varias versiones de ayuno alternativo, aunque este es uno de los métodos más comunes. En sus días de comer, usted come comidas regulares, mientras que, en el día de ayuno, su consumo de calorías se reduce al 25 por ciento de las calorías añadidas durante su día de comidas.

En los días de ayuno, las comidas suelen incluir almidón, alto contenido de fibra, alimentos sin azúcar y grasas buenas. Evite los alimentos procesados artificialmente y la comida rápida. Restrinja su consumo de calorías durante los días de ayuno también. Si la pérdida de peso es su principal objetivo para practicar el ayuno alternativo, mantenga su ingesta de calorías por debajo de 1000 calorías por día durante los días sin ayuno y 250 calorías en los días de ayuno alternativo. Evite ceder a la tentación de la indulgencia excesiva durante los días de comer.

Para perder peso, tendrá que comer con moderación todos los días. Si restringe su ingesta de calorías en los días sin ayuno, comerá menos incluso en los días de ayuno, lo que le ayudará a perder peso mucho más rápido con el ayuno intermitente. El ayuno alternativo es conocido como uno de los mejores métodos de ayuno desde el punto de vista de reducir el consumo de calorías y perder peso. Puede que no sea el mejor plan para las personas que llevan una vida más agitada, ya que el cambio entre el ayuno y la comida puede no ser adecuado para las personas que llevan una vida estresante.

La base del ayuno en días alternos es que usted ayuna un día y consume comidas regulares al día siguiente. De esta manera, en lugar de limitar o restringir lo que quiere comer todo el tiempo, solo está limitando su tiempo para comer a la mitad. En los días de ayuno, puede consumir cantidades ilimitadas de bebidas sin calorías, como agua, té sin azúcar y café. Aquellos que siguen un plan de ayuno en días alternos modificado pueden consumir aproximadamente 500 calorías en sus días de ayuno o satisfacer aproximadamente el 20-25% de las necesidades energéticas de su cuerpo. La "Dieta para todos los demás días" de la Dra. Krista Varady es probablemente la versión más popular del plan de ayuno en días alternos.

Este tipo de ayuno puede ofrecer beneficios de pérdida de peso independientemente de si toma las calorías durante el almuerzo, el desayuno, la cena o pequeñas comidas distribuidas a lo largo del día. Según la investigación, a las personas les resulta más fácil ayunar en días alternos que apegarse a la restricción calórica diaria convencional para perder peso. El equilibrio es la clave aquí. Mientras limitamos la ingesta de calorías a diario, a menudo privamos a nuestro cuerpo de la oportunidad de comer ciertos tipos de alimentos. Esto puede resultar rápidamente en un aumento de los antojos y, posteriormente, el abandono del plan de dieta para complacer a nuestro paladar.

Por otra parte, el plan de ayuno alternativo mantiene una especie de equilibrio. En ciertos días, usted recurre al ayuno mientras consume comidas regulares en otros días. La mayoría de los estudios utilizan el ayuno en días alternos implementado en la versión modificada (500 calorías por día en los días de ayuno). Se sabe que esto es más sostenible que realizar ayunos completos en ciertos días de ayuno. Sin embargo, su eficiencia sigue siendo la misma.

Beneficios del Ayuno en días Alternos.

El ayuno en días alternos es un tipo de método de ayuno intermitente en el que una persona ayuna durante un día y puede comer las comidas de su elección al día siguiente. Hay varias versiones del plan de ayuno alternativo, que también incluye limitar las calorías en los días de comida. La investigación apunta al hecho de que el ayuno en días alternos es un plan dietético viable para la protección contra las enfermedades del corazón (especialmente en adultos que sufren de obesidad) y la pérdida de peso. Generalmente, en los días de ayuno, una persona puede beber cantidades ilimitadas de bebidas sin calorías. Aparte de esto, puede consumir alrededor del 20-25% de sus necesidades calóricas diarias (alrededor de 500 calorías).

Puede ayudar a controlar la diabetes y las enfermedades cardiovasculares.

La investigación publicada en el British Journal of Diabetes and Vascular Disease concluyó que el ayuno intermitente ayuda a perder peso y mejora el mecanismo cardiovascular del cuerpo. La misma investigación también sugiere que el ayuno puede reducir los casos de diabetes. Otra investigación realizada en 2014 indica que los ayunos en días alternos tienen las mismas ventajas que los de una dieta limitada en calorías, y pueden prevenir enfermedades cardíacas y diabetes.

Facilita la pérdida de peso.

El ayuno en días alternos ha estado estrechamente relacionado con la pérdida de peso desde hace mucho tiempo. Nuestros cuerpos están programados para hacer frente a la inanición y los cambios metabólicos posteriores. Cuando una persona practica el ayuno en días alternos, el mecanismo del cuerpo aumenta automáticamente. El resultado: nuestras células dejan de usar la glucosa como su principal fuente de energía para usar la grasa almacenada dentro de las células. Debido a este cambio, los triglicéridos acumulados en el cuerpo se descomponen y se utilizan como fuentes de energía, lo que resulta en un menor contenido de grasa dentro de nuestro cuerpo. ¿Mágico? ¡Simplemente ciencia y las maravillas de la naturaleza!

Ayuda a recuperarse de enfermedades como el cáncer.

En un estudio de 2009, se pidió a 10 pacientes con diferentes tipos de cáncer que se sometieran a un ayuno de días alternos después de sus sesiones de quimioterapia. Se observó que los ayunos eran prácticos, seguros y tienen el poder de aliviar los efectos de la quimioterapia del paciente. Por lo tanto, el ayuno en días alternos puede ser beneficioso para las personas que se recuperan de enfermedades como el cáncer.

Ayuda a combatir la inflamación y el estrés oxidativo.

De acuerdo con la investigación, cuando una persona asmática con sobrepeso hace ayuno en días alternos, puede seguir la dieta durante un período más prolongado que en una dieta limitada en calorías. Aparte de esto, hay cambios positivos notables en los síntomas de las funciones pulmonares del paciente, debido a que él o ella experimenta un menor estrés oxidativo e inflamación.

Ayuno Extendido

El ayuno extendido es una forma extrema de ayuno intermitente. Actualmente está de moda debido a sus muchísimos beneficios documentados. Mientras que las personas generalmente ayunan durante 16-20 horas durante el ayuno intermitente, el ayuno prolongado es cuando el ayuno va más allá de las 48 horas (sí, ha leído bien). El ayuno extendido está escalando en las listas de popularidad de todas partes, ya que ha comenzado a ser reconocido como una forma de aumentar su vida útil, reducir la inflamación y prevenir enfermedades que amenazan la vida como el cáncer.

Beneficios del Ayuno Extendido

El ayuno prolongado es conocido por tener muchos beneficios, siendo el más obvio la pérdida de peso. Usted tenderá a perder algunas libras inmediatamente por varias razones. Primero, su cuerpo va a perder mucha agua. Lentamente agotará el glucógeno almacenado en el hígado inicialmente antes de pasar a los músculos. Después de que se utilizan estas reservas, el glucógeno muscular se convierte en el objetivo. Cuando se utiliza el glucógeno muscular, el proceso conduce a una pérdida considerable de agua. Esta es la razón por la cual los dietistas recomiendan consumir más sal y agua durante la fase de cetosis. Una vez que su cuerpo utiliza el glucógeno disponible, comienza a quemar la grasa almacenada para cumplir con sus requerimientos de energía. Esto lleva al cuerpo a entrar en un estado de cetosis metabólica, ya sea por ayuno o apegándose a una dieta cetogénica (cetosis nutricional).

El ayuno extendido puede transformar su cuerpo en un mecanismo para quemar grasa rápidamente. Como su cuerpo ya no posee ninguna grasa dietética, comienza a sumergirse en sus propias reservas de grasa almacenada. Esto es exactamente la razón por la cual no comer durante períodos más prolongados es una estrategia eficaz para perder peso. Una de las cosas a tener en cuenta es no hacer del ayuno prolongado su único método de pérdida de peso a largo plazo. La razón: puede no ser sostenible. Puede usarlo en combinación con otros métodos de pérdida de peso sostenible y más "de larga distancia". El ayuno prolongado no es muy sostenible como estrategia de pérdida de peso a largo plazo, aunque se puede utilizar para cumplir los objetivos de pérdida de peso a corto plazo. Sin embargo, tenga la seguridad de que, si no tiene un plan de pérdida de peso más sostenible y a largo plazo, todo el peso que perdió durante el ayuno prolongado volverá a encontrar su camino hacia usted nuevamente.

Otro beneficio importante del ayuno prolongado es la autofagia o estar en la etapa de cetosis del ayuno durante un período prolongado. Autofagia se traduce en "comerse a sí mismo" en griego. Como sugiere el término, cuando nuestro cuerpo comienza a comerse solo, estamos en la etapa de autofagia. Puede sonar aterrador, pero no es tan loco como suena. La etapa o proceso tiene que ver con el reciclaje de productos de desecho de nuestro cuerpo y el cuidado del estrés oxidativo. La autofagia tiene múltiples propiedades de antienvejecimiento y también se sabe que facilita la hipertrofia o el crecimiento muscular. El ayuno prolongado se contempla como una terapia potencial para las personas que padecen cáncer. Hay mucha investigación sobre el efecto de los ayunos prolongados en la prevención de ciertos tipos de cáncer.

Si pensabas que eso era todo, todavía no hemos terminado. En general, los ayunos prolongados duran entre 48 y 120 horas, aunque los ayunos de mayor duración que estos no son completamente desconocidos. Uno de los beneficios más importantes del ayuno intermitente es una reducción considerable del glucógeno del cuerpo.

Un ser humano promedio puede pasar 30 días sin comer. La cantidad de días que un individuo puede sobrevivir sin alimentos, puede variar de un individuo a otro. Por ejemplo, una persona con mayor grasa corporal puede sostenerse más tiempo que un deportista activo con grasa corporal que asciende al 5-6%. Esto no significa que deba continuar un ayuno de un mes. No solo es innecesario, sino totalmente desaconsejable.

El ayuno prolongado también es conocido como beneficioso para el cerebro. Considere esto: cuando la comida sea escasa, usted necesitará más para sobrevivir. Esto aumenta nuestras habilidades de pensamiento crítico, lo que nos ayuda a encontrar formas estratégicas para buscar más recursos de alimentos. La cetosis puede ser altamente ventajosa para el cerebro, ya que nos permite salir de nuestro proceso de pensamiento en zonas de comodidad y buscar más formas de cumplir con los requisitos energéticos del cuerpo. En general, se sabe que el ayuno prolongado o incluso el ayuno crean un mayor factor neurotrófico derivado del cerebro para el cerebro humano. Esto actúa como un fertilizante para las neuronas nuevas. Otro beneficio es que la plasticidad sináptica del cerebro aumenta y su resistencia al estrés aumenta considerablemente.

¿Quiere saber más beneficios o ventajas del ayuno prolongado? El ayuno prolongado es conocido por reforzar su sistema inmunológico. Cada vez que ayuna durante un período prolongado, los glóbulos blancos de su cuerpo se reducen para provocar un aumento en el proceso de reactivación de las células madre. Con los glóbulos blancos del cuerpo agotados, se segrega una enzima conocida como PKA que permite a las células madre reconstruir y reponer el sistema inmunológico.

Esto es vital para las personas que padecen un sistema inmunológico agotado debido a los tratamientos severos de cáncer. Por lo tanto, el ayuno se convierte en una opción viable para eliminar algunos efectos secundarios de la quimioterapia. Esto es exactamente por lo que notará que las personas que practican el ayuno regular rara vez enferman. El ayuno prolongado o extendido también libera adiponectina, que es un poderoso agente antiinflamatorio que ayuda a proteger su cuerpo de las enfermedades crónicas.

Otro beneficio importante del ayuno extendido es que potencia su fuerza de voluntad. Mucha gente simplemente trata de ayunar para probar su fuerza de voluntad cuando se trata de abstenerse de comer. Quieren comprobar cuánto pueden enfrentarse a las tentaciones. El ayuno prolongado es una excelente manera de poner a prueba su disciplina y fuerza de voluntad. También es una manera maravillosa de expresar gratitud hacia lo que actualmente tiene. Esta disciplina mental y la fuerza de voluntad derivadas de un ayuno prolongado o extendido pueden ser altamente poderosas. Sentirse demasiado cómodo o acostumbrado a algo no es una buena idea. Idealmente, usted debe acostumbrar a su cuerpo a sentir la incomodidad de vez en cuando para que aprenda a adaptarse bien. Esto conducirá a varios beneficios para la salud.

Construir una reserva nutricional mientras ayuna

Esto es aplicable para cualquier ayuno y no solo el prolongado. Una de las características clave para determinar el éxito de su plan de ayuno es "qué comer" para construir las reservas nutricionales de su cuerpo para darle algo a lo que recurrir durante el período de ayuno. Varias personas que practican el ayuno intermitente, el ayuno prolongado y el ayuno alterno (que también es un tipo de ayuno intermitente) se centran solamente en cuando se come. Hay una obsesión innecesaria con comer y ayunar en el momento adecuado. En una búsqueda para apegarse a los horarios de comida correctos, lo que comemos a menudo no importa un bledo. Es muy importante que su cuerpo se llene de nutrición si va a pasar de la fase de alimentación a la de ayuno. En ausencia de nutrientes esenciales durante la fase de ayuno, su cuerpo invariablemente se sumergirá en los recursos nutritivos disponibles.

Aquí tiene algunos consejos de expertos para construir las reservas nutritivas de su cuerpo:

Beba mucha agua: esto es lógico, pero la gente parece no entenderlo nunca. Siempre se están quedando sin energía y experimentan sensaciones de deshidratación. Si el ayuno exige evitar completamente el consumo de bebidas y alimentos, asegúrese de consumir suficiente agua antes y después de sus comidas. Evitar el agua por mucho tiempo puede causar deshidratación, lo que conlleva a una buena cantidad de efectos nocivos.

Trate de consumir una comida muy nutritiva antes del ayuno. Siempre me preguntan qué alimentos se deben consumir antes de ayunar. Realmente no hay una regla, aunque usted debe apegarse a los alimentos con alto contenido de fibra, los granos integrales, las grasas buenas y los alimentos ricos en proteínas. Las verduras crudas también son una buena opción. Evite comer comidas pesadas y grasosas antes de un ayuno. Manténgalo ligero, nutritivo y saludable. Consuma leche, nueces, cereales y frutas antes de ayunar. Recuerde, usted está construyendo una reserva de nutrición para que el cuerpo haga frente a la ausencia de una ingesta nutricional fresca. Su cuerpo dependerá y funcionará con la ayuda de los recursos de nutrición que usted crea antes del ayuno.

Optimice su nutrición durante los ayunos: cuando usted no consume alimentos o consume menos alimentos, el valor nutricional de lo que come es aún más importante para que el cuerpo funcione normalmente. Evite llenarse de alimentos fritos y alimentos con alto contenido de azúcar. Las preparaciones de vegetales al horno pueden ser una buena opción. Del mismo modo, las preparaciones de frutas y leche ligera (caseras) son buenas. Esto es, por supuesto, para el ayuno en el que está comiendo menos o limitando su consumo de calorías en lugar de quedarse sin comer por completo. Evite las bebidas con cafeína, como las bebidas gaseosas, el café, el té, etc., ya que pueden ser diuréticos y provocar una pérdida de agua más rápida debido a la frecuente micción.

Capítulo Cinco: Ayunar para Perder Peso. El Principio Científico y cómo hacerlo correctamente

Una vez que comemos algo, el azúcar en la sangre de nuestro cuerpo aumenta invariablemente. En combinación con los carbohidratos almacenados, constituye la base de la fuente fundamental de energía de nuestro cuerpo, que se quema para alimentar nuestras actividades diarias.

Entendamos que cualquier forma de ayuno (si es hecho correctamente y con moderación) mencionada en este libro no es privación. Es más como repartir la ingesta de calorías del cuerpo de la forma convencional de consumir tres comidas grandes al día. Según los estudios, el patrón de alimentación de "tres comidas grandes y unas pocas comidas pequeñas" no es compatible con la forma en que nuestro cuerpo ha evolucionado científicamente.

Desde la prehistoria, el patrón de consumo de alimentos de los seres humanos era más aleatorio y errático, y dependía en gran parte de la disponibilidad de alimentos. No teníamos acceso a "tres comidas grandes" y todas las guarniciones intermedias disponibles en la actualidad. Esta es exactamente la razón por la que nuestros cuerpos se han adaptado a no comer durante un tiempo determinado. No estamos programados para comer con frecuencia, lo que es completamente opuesto a lo que recomiendan dietistas y nutricionistas de la nueva era.

Según las investigaciones, las personas que siguen un plan de ayuno intermitente ingieren un 10-15% menos de calorías en sus días sin ayuno en comparación con los días de ayuno. Esto significa que su consumo total de calorías es aún más bajo que el de las personas que siguen las tres grandes comidas y refrigerios convencionales por día. Cuando se trata de perder peso, el consumo de calorías es el componente más importante. Su ingesta de calorías se puede controlar cuando se reduce la cantidad de alimentos, y se comen comidas más saludables durante la ventana de la comida. Cuando usted no puede comer cuando quiera o cada vez que sienta hambre, la ingesta total de calorías del cuerpo puede reducirse.

La Grasa Almacenada se quema.

Cuando se sigue cualquier forma o plan de comidas de ayuno, el nivel de azúcar en la sangre del cuerpo junto con los carbohidratos desciende. Por lo tanto, para sostenerse durante la fase de ayuno, no tiene más remedio que quemar la grasa corporal para generar energía para alimentar las actividades del cuerpo y funcionar normalmente.

El Ayuno aumenta la HGH.

La HGH es una hormona increíble que facilita la quema de grasa junto con la retención de masa muscular. Esto es importante desde la perspectiva de perder peso. El ayuno intermitente tiene la capacidad de aumentar la HGH en alrededor de 1.300 y 2.000 por ciento en mujeres y hombres respectivamente, según la investigación realizada por el Intermountain Medical Center.

Una de las mayores ventajas del ayuno sobre otros programas de pérdida de peso, dietas y planes de comidas es que el practicante no tiene que estresarse por perder masa muscular conjuntamente con el peso. Puede quemar grasa, y aún conservar una importante masa muscular. Esto es algo que la mayoría de los planes de pérdida de peso encuentran difícil de lograr.

Menor consumo total de calorías.

Esto es obvio. Cuanto más baja sea la ingesta de calorías, más resultados positivos revelarán sus balanzas de peso. Si está buscando un plan de pérdida de peso efectivo y rápido, la clave es limitar la ingesta de calorías. Es posible que experimente los antojos y la sensación de hambre durante las fases iniciales de ayuno. Sin embargo, durante un período de tiempo, el cuerpo se adapta a estar sin comer, mientras que la sensación de hambre disminuye gradualmente. Llega a una etapa en la que puede pasar mucho tiempo sin comer, sintiéndose con poca energía, débil o agotado. Al ayunar durante un período de tiempo, se regulariza la hormona del hambre, la grelina, que facilita el control del apetito

Cuando usted ayuna, su cuerpo tiene menos insulina y más adrenalina como también HGH. Esto facilita el proceso de pérdida de peso.

Consejos para el seguimiento del Ayuno. La forma para perder peso con el Ayuno.

Ayunar en combinación con un entrenamiento puede hacer maravillas.

Cuando el azúcar de nuestro cuerpo, las reservas de glucógeno y los niveles de insulina se agotan, la grasa se quema para generar energía. Esto sucede independientemente de su actividad física o régimen de ejercicios. Ahora, imagínese los resultados que puede obtener si combina el ayuno con un régimen de ejercicio regular o actividad física.

El proceso de quema de grasa del cuerpo se acelera y usted podrá quemar grasa mucho más rápido. Si bien la rutina de ejercicios o los entrenamientos de alta intensidad son ideales, puede practicar cualquier forma de ejercicio físico o actividades como correr, bailar, nadar, hacer ejercicios aeróbicos, andar en bicicleta, etc. Cualquier forma de actividad física regular y disciplinada en combinación con el ayuno puede ayudar a acelerar el proceso de pérdida de peso. Pero asegúrese de que lo está haciendo bien. No realice entrenamientos de alta intensidad durante su ventana de ayuno o inmediatamente después de interrumpir su ayuno. Mantenga un equilibrio entre no desgastar su cuerpo durante la fase de ayuno y garantizar la condición física general.

Apéguese al consumo de café bajo en calorías o cero calorías una hora antes de su rutina de ejercicios para obtener más energía y quemar más grasa además de la grasa que de todos modos se quema debido al ayuno intermitente. Asegúrese de planear ayunar durante las 8 horas de la ventana de comida si está siguiendo el método de ayuno intermitente 8-16.

Programa de Ayuno Típico para perder peso

Empiece con una ventana de ayuno más corta y vaya avanzando gradualmente hasta que su cuerpo esté acostumbrado al concepto de ayuno. Lo ideal es comenzar con una ventana de ayuno de 8 a 10 (algo que probablemente esté haciendo de todos modos ahora entre la cena y el desayuno al día siguiente). Lentamente, muévalo a 16-21 preparando el desayuno. La ventana de ayuno puede aumentarse lentamente de 30 a 60 minutos cada semana hasta que llegue a una ventana de ayuno con la que su cuerpo se sienta cómodo dependiendo de sus objetivos de pérdida de peso.

Evite expandirse de 8 a 16 horas seguidas en un día. Una vez que esté en la ventana de ayuno de 16 horas, está en una etapa de efectiva reducción de grasa.

Implemente un horario de ayuno efectivo y libre de estrés.

Es una buena práctica comer la cena o la comida final del día al menos 3-4 horas antes de dormir. Esto asegura que la mayor parte de su tiempo de ayuno se dedique a dormir para evitar lidiar con los antojos y los retortijones por hambre. Su cuerpo está preparado para ponerse a trabajar cuando se trata de quemar grasa para crear energía

Así es como debería verse un plan general de ayuno intermitente:

7:00 p.m. – Terminar la cena.

10:00 p.m. – Dormir.

Siguiente día

7:00 a.m. – Levantarse

7:00 a.m. to 11:30 a.m. – Siga con su rutina de todos los días.

Ahora, es probable que solo esté ayunando durante 4 horas de vigilia, mientras que el resto de la ventana de ayuno la pasó durmiendo. Las tres horas posteriores a la cena realmente no cuentan porque ya está lleno después de la cena.

11 a.m. -11:30 a.m. – Almuerzo después del período de ayuno de 16 horas (¡hurra! Victoria)

11 a.m. – 7 p.m. – Usted consume otra comida o su cena durante este tiempo mientras también controla su ingesta de calorías.

7 p.m. – La ventana del ayuno comienza otra vez.

Combatir los antojos de comida.

Uno de los mayores retos que afrontará mientras ayuna para perder peso, es lidiar con los antojos de alimentos. El hecho de que usted se apegue a los alimentos bajos en calorías y en fibra durante su ventana para comer hace que estos antojos sean aún más apremiantes.

Habrá antojos durante las etapas iniciales de ayuno. A veces, está perfectamente bien romper el ayuno si experimenta mareos excesivos, dolores de cabeza, dolor de estómago o náuseas. También puede haber otras formas de malestar dependiendo de su salud general y la composición corporal. Evite presionarse demasiado fuerte. Continúe de manera constante hasta que logre 16 horas de ayuno cómodamente, lo que invariablemente sucede cuando nuestro cuerpo se acostumbra a estar sin comer por períodos prolongados.

Consuma té verde, café sin calorías, agua tibia y agua con gas para reducir el hambre y los antojos de alimentos. Mi consejo favorito para controlar el hambre durante el ayuno es beber un vaso de agua tibia. Si está trabajando, intente consumir té y café (sin calorías) para continuar durante la fase de ayuno. Se sabe que el té verde aumenta la tasa metabólica del cuerpo, al tiempo que facilita el proceso de quema de grasa. Esto puede ayudar a mantener su hambre bajo control. En cierto sentido, si consume una pequeña cantidad de calorías de las bebidas mencionadas anteriormente, se compensa.

Coma cuando quiera durante la fase de comida.

La mayoría de las dietas sugieren cuándo una persona debe comer, qué debe comer y la ingesta total de calorías que debe mantener. Si ya está siguiendo un plan de dieta que sugiere el tipo de comidas que debe consumir, es probable que mantenga su ingesta total de calorías por debajo de 1000 calorías. Esto significa que mientras no exceda las 1000 calorías, puede comer cuando lo desee durante la ventana de 8 horas (o cualquier duración de la ventana de comida). Puede reducirse gradualmente a un par de comidas que comprenden 500 calorías cada una con un descanso de 4 horas entre cada una de ellas.

Controle su ingesta de carbohidratos, grasa mala y azúcar.

Si está siguiendo un plan de ayuno como el ayuno intermitente, no tiene una lista sugerida de lo que debe o no debe comer. Sin embargo, si está siguiendo un plan de ayuno con el fin de perder peso, debe ser consciente e inteligente acerca de sus elecciones de alimentos.

Las comidas durante su fase de alimentación deben incluir comidas balanceadas, regulares y saludables. Evite comer en exceso para compensar la fase de ayuno. Un consejo para comer menos y sentirse satisfecho es masticar cada bocado al menos 20 veces. Esto le ayudará a comer de forma más intencional y consciente.

Elimine de sus comidas elementos como las grasas malas, los carbohidratos procesados y el azúcar. Si bien los métodos de ayuno, como el ayuno intermitente, son menos rígidos, combine su plan con comer bien y ejercicio para una pérdida de peso óptima. Evite el pan blanco y el arroz blanco (también la pasta), y en su lugar opte por alimentos crudos, altos en fibra, grasas buenas, alimentos ricos en proteínas y frescos. Pronto comenzará a notar la diferencia en la forma en que se ve y se siente.

Capítulo Seis: Desbloqueo de los secretos de Autofagia y Cetosis

Autofagia en griego se traduce como "comerse a sí mismo". Es un proceso fisiológico normal en el que el cuerpo humano se enfrenta a la destrucción de las células dentro del cuerpo. La autofagia es un mecanismo de degradación intracelular en el que se digieren las sustancias no deseadas del cuerpo, como los orgánulos dañados, las proteínas no deseadas y los agentes patógenos. Más tarde, los cuerpos macromoleculares digeridos se liberan en el citosol. Originalmente explicada por Christian de Duve en 1963, la autofagia comprende el secuestro de orgánulos junto con material citoplásmico en vesículas de doble membrana conocidas como autofagosomas y su suministro a los lisosomas para la degradación de las hidrolasas lisosómicas.

Esto permite que el proceso de la autofagia regule el balance de la composición de la proteína dentro de la célula para evitar la acumulación de desecho tóxico o mantener las funciones celulares del organelo, eliminar los patógenos invasivos y ayudar al mantenimiento de las células durante períodos prolongados de ayuno. La relevancia científica de la autofagia, salió a la luz cuando el premio Nobel en Fisiología 2016 le fue otorgado a Yoshinori Ohsumi .por su descubrimiento sobre los mecanismos de la autofagia.

Principalmente, la autofagia es la creación de una bolsa de basura que reúne el material celular y luego lo deposita cerca del centro de reciclaje celular para que se descomponga en varias partes que subsecuentemente serán recicladas en nuevos componentes.

Cámbiese a las dieta de limpieza de jugos y a las dietas desintoxicantes de la nueva era. La autofagia es la última palabra de moda relacionada con la expulsión de toxinas del cuerpo, pérdida de peso, antienvejecimiento, y limpieza. Nuestras células producen muchas membranas que están siempre buscando restos de células muertas y células demasiado usadas. La autofagia engulle estas células, y luego las rasga por diferentes partes, y las moléculas resultantes son la fuente de energía y combustible para las nuevas partes de las células. Este es el principal programa de reciclaje de nuestro cuerpo que destruye lo viejo para dar paso a lo nuevo. Piense en la autofagia como un proceso que nos permite convertirnos en mecanismos más eficientes para deshacernos de lo antiguo y dar paso a lo nuevo.

Beneficios de la autofagia.

Ahora que entendemos este proceso fisiológico, en cierta medida complicado, de la autofagia, repasemos rápidamente sus beneficios:

1. Puede incrementar su vida útil.

A lo largo de la historia, la vida útil de las personas ha aumentado a pesar de las dietas de moda poco saludables, los horarios de trabajo locos y los estilos de vida estresantes. ¿No es gracioso cómo los humanos han sobrevivido a todo este alboroto y aún logran aumentar su vida útil durante un período de tiempo? Esto se puede atribuir a los pequeños cambios y transformaciones que hemos realizado durante un período de tiempo. La investigación ha relacionado estrechamente estos cambios con una proteína que ayuda a activar la autofagia.

¿La autofagia realmente acelera el proceso de vivir más tiempo? No hay una respuesta directa a esto. Por ahora, puede decirse que tiene propiedades para combatir enfermedades que nos pueden dar una vida útil más larga.

2. Promueve la desintoxicación natural.

Al limpiar las células y proteínas dañadas de nuestro cuerpo, la autofagia facilita una desintoxicación natural (trasládese a un Spa Alpino exótico). También reduce la inflamación y le ayuda a mantener una salud resplandeciente. Si experimenta una sensación de cansancio y agotamiento, la autofagia puede acudir en su ayuda. Esto se debe a los radicales que se acumulan en los tejidos y órganos de su cuerpo, donde pueden causar daño celular, al tiempo que interrumpen los procesos regulares. La activación de la autofagia es una de las mejores formas de eliminar todas las sustancias del cuerpo que no son deseadas o que lo mantienen presionado. Esta es la limpieza de primavera para el cuerpo en el mejor de los casos.

3. Retrasa el proceso de envejecimiento.

Los estudios revelan que inducir la autofagia ayuda a retrasar el proceso de envejecimiento del cuerpo. También se ha demostrado que se sabe que retrasa enfermedades neurodegenerativas como el Mal de Alzheimer y la enfermedad de Parkinson. Un estudio menciona cómo la reducción calórica desencadena la autofagia, que es el descubrimiento antienvejecimiento más poderoso jamás conocido por la humanidad. El proceso se puede utilizar al máximo para mantener su piel con un aspecto saludable, joven y brillante. También se puede usar para combatir una serie de afecciones de la piel como lupus sistemático, infecciones de la piel, psoriasis y vitíligo.

Cinco maneras de auto-comerse o inducir la autofagia.

No, no es tan aterrador como suena aquí. En realidad, es bastante simple. Para empezar, comprenda que la autofagia es la respuesta de su cuerpo al estrés. En realidad, está activando el mecanismo de estrés del cuerpo para crear un poco de auto canibalismo adicional. Como es el caso, la incomodidad a corto plazo trae muchos beneficios a largo plazo. Aquí hay tres técnicas fundamentales para potenciar su autofagia:

1. Ejercicio.

Si la sudoración, la emoción posterior al entrenamiento y los gruñidos no le hacen sentir bien, aquí le recordamos algo. El ejercicio induce estrés en su cuerpo. Entrenar puede causar estragos en sus músculos mientras causa pequeños desgarros microscópicos que hacen que su cuerpo corra a toda velocidad para sanarlos. Esto potencia su fuerza muscular y resistencia, reduciendo así cualquier daño adicional. El ejercicio regular y los entrenamientos son una forma popular de ayudar involuntariamente al cuerpo durante el proceso de limpieza. Esto significa que realmente hay algo en la sensación maravillosa, rejuvenecida y fresca que experimenta después de un entrenamiento satisfactorio. Cumplir con un horario regular y disciplinado de ejercicios es una de las formas más comunes a través de las cuales las personas ayudan a limpiar su propio cuerpo, aunque sin quererlo.

Una investigación observó que había autofagosomas (estructuras creadas alrededor de las piezas celulares que el cuerpo intenta reciclar). Entonces, ¿qué nivel de ejercicio se necesita para crear la fase de autofagia? La respuesta aún no se conoce. El entrenamiento y una rutina de ejercicios regular tienen muchos beneficios y son buenos en general para desencadenar cierta autofagia. Los entrenamientos difíciles son aún los más solicitados. Usted puede practicar alguna forma de ejercicio considerablemente intenso para obtener resultados óptimos. Uno realmente no tiene que correr en la cinta de correr durante 45 minutos a una hora para estimular la autofagia. Cualquier entrenamiento regular de alta intensidad que acelere su ritmo cardíaco y se prolongue durante 25-30 minutos por día debería ser lo suficientemente bueno.

2. Reducir la ingesta de carbohidratos.

A menos que esté viviendo en un agujero de conejo, usted ha oído hablar de la cetosis. Es una de las dietas más populares para todos, desde fisicoculturistas hasta personas que buscan aumentar su vida útil. El objetivo es reducir su consumo de carbohidratos a un nivel tan reducido que el cuerpo no tenga más opción que convertir la grasa en una fuente de energía. La cetosis es el último truco de autofagia. Usted experimentará muchas ventajas metabólicas y transformaciones del ayuno sin ayunar. La cetosis ayuda a reducir la grasa corporal al mismo tiempo que retiene el músculo. Algunas investigaciones sugieren que ayuda a nuestro cuerpo a combatir los tumores cancerosos y que reduce la propensión a la diabetes. La cetosis también es conocida por combatir ciertos trastornos cerebrales como la epilepsia.

Las dietas Keto son típicamente altas en grasa. En estas dietas, alrededor del 60 y 70 por ciento de las calorías totales de una persona provienen de la grasa. Nuevamente, la proteína comprende alrededor del 20-30 por ciento de calorías, mientras que los carbohidratos se mantienen en 50 gramos al día. No es de extrañar entonces que los investigadores estén trabajando para incluir todos los beneficios de la autofagia en una sola píldora, aunque todavía está muy lejos. Inducir la autofagia a través de químicos probablemente sería más sencillo que ayunar o hacer dieta, pero los investigadores aún tienen un largo camino por recorrer antes de lograrlo.

3. Ayuno.

Esta es la razón por la cual la autofagia se encuentra plasmada en este libro. El ayuno es una de las formas más poderosas de inducir la autofagia, que es conocido por tener muchos beneficios. ¿Cómo el hecho de saltarse comidas conduce a la autofagia? ¡Es simple! Saltarse las comidas es estresante para el cuerpo. El cuerpo no lo siente al instante. Sin embargo, hay muchos beneficios a largo plazo. Como hemos mencionado anteriormente, varios estudios han colaborado con el hecho de que el ayuno ocasional tiene muchos beneficios, como la reducción del riesgo de diabetes y enfermedades del corazón (que también pueden ser debidas a la autofagia). Es sorprendente cómo la investigación ha enfatizado específicamente sobre la manera en que el ayuno facilita la autofagia en el cerebro humano, lo que sugiere que probablemente podría ser una de las formas más poderosas para reducir las enfermedades neurodegenerativas como el Parkinson y el Alzheimer.

En una investigación (publicada en Scientific American), también se demostró que el ayuno intermitente mejora nuestras funciones cognitivas, la neuroplasticidad y la estructura cerebral, lo que facilita el aprendizaje más fácil para el cerebro. Sin embargo, dado que el estudio se realizó con roedores, no fue lo suficientemente concluyente como para establecer nada. Durante el ayuno intermitente, el practicante generalmente se queda sin alimentos de 12 a 36 horas seguidas, lo que garantiza que su cuerpo reciba mucha agua. Este período de ayuno también se puede combinar con ejercicios ligeros como estiramiento y yoga para aumentar las posibilidades de desencadenar la autofagia.

4. Ayuno de Proteínas

Usted puede disfrutar de las ventajas de la autofagia realizando un ayuno de proteínas, donde su consumo de proteínas esté restringido a 25 gramos por día. El objetivo de un ayuno de proteínas es ofrecer a su cuerpo un día entero para reciclar proteínas viejas que pueden provocar una inflamación si se acumulan por mucho tiempo. Puede limpiar sus células sin causar pérdida muscular, lo que le ayuda a mantenerse delgado. Según la investigación, cuando restringimos nuestra ingesta de proteínas, se obliga al cuerpo a consumir sus propias proteínas y toxinas no deseadas que se han acumulado. Esto reduce la cantidad de proteína persistente alrededor. Algunos estudios (nicbi.nlm.nih.gov) revelan que la deficiencia de proteínas ayuda a crear la autofagia, ya que funciona estrechamente con el ayuno. La deficiencia de proteínas reduce los niveles de insulina del cuerpo junto con los niveles de mTOR (por sus siglas en inglés, objetivo mecánico de la rapamicina), que regulan el crecimiento celular y la tasa de metabolismo del cuerpo.

Cuando el nivel de mTOR cae y luego se reconstruye, ayuda a reconstruir y reparar nuestras células para que podamos construir músculo más magro. También se sabe que tiene muchos otros beneficios, como controlar el proceso de envejecimiento, así como trastornos importantes como la diabetes y el cáncer. Tenga en cuenta que no tiene que restringir su ingesta de proteínas a diario. La deficiencia de proteínas durante un período de tiempo tiene más desventajas que ventajas. Puede hacer un ayuno de proteínas durante un período de 24 horas una o dos veces por semana (piense en el método de ayuno intermitente de 5: 2). Una forma natural de hacer un ayuno de proteínas es seguir la dieta cetogénica.

5. La Dieta Cetógenica.

Muchas personas descubren, para su gran satisfacción, que la forma más rápida y mejor de inducir la autofagia es seguir la dieta cetogénica junto con una reducción en la ingesta de proteínas del cuerpo. El principio científico detrás de esto es que las proteínas se pueden convertir en azúcar cuando se consumen en cantidades excesivas.

La grasa, por el contrario, es incapaz de hacer esto. Cuando se adopta una dieta alta en grasas, baja en carbohidratos y baja en proteínas, usted cambia su fuente de energía a cetonas e imita un ayuno natural. En resumen, puede inducir la autofagia simplemente permaneciendo en la etapa de cetosis.

Aparte de esto, disminuyendo el consumo de proteínas y carbohidratos de su cuerpo, limitará el número de toxinas que ingresan a su cuerpo. Por lo tanto, habrá menos toxinas para que el cuerpo se vacíe, lo que ayuda a que la autofagia muestre toda su fuerza. Por lo tanto, las personas que adoptan una dieta Keto experimentan una sensación de renovación y rejuvenecimiento. Tiene que ver con menos toxinas y un cambio de imagen en general saludable.

Cetosis

Probablemente encontrará el término cetosis cuando busque información sobre la pérdida de peso. Entendamos en primer lugar lo que es, antes de pasar a cómo puede activarse y usarse para acelerar sus objetivos de pérdida de peso.

La cetosis es un proceso metabólico regular que realiza su cuerpo para seguir funcionando normalmente. Cuando el cuerpo no obtiene suficientes carbohidratos de los alimentos que consume para facilitar el proceso de quema de células para obtener energía, la grasa se quema en su lugar. Durante esta fase, las cetonas se producen en el cuerpo. Las cetonas no son más que ácidos que se acumulan en nuestra sangre y se expulsan del cuerpo a través de la orina. En pequeñas cantidades, son una indicación de que nuestro cuerpo está destruyendo la grasa. Sin embargo, los niveles altos de cetona pueden ser tóxicos y fatales para el cuerpo y llevar a una condición llamada cetoacidosis.

Cuando consumimos comidas saludables, equilibradas y nutritivas, nuestro cuerpo regula la cantidad de grasa que se quema y las cetonas no se producen ni se utilizan como tales. Sin embargo, cuando reducimos las calorías y carbohidratos, el cuerpo cambia automáticamente a la cetosis para satisfacer sus necesidades energéticas. Este proceso también puede ocurrir después de hacer ejercicio durante largos períodos de tiempo. En personas que sufren de diabetes no controlada, la cetosis indica que no se usa suficiente insulina.

La cetosis es arriesgada cuando las cetonas se acumulan. Una alta acumulación de cetonas puede causar deshidratación y una alteración en el equilibrio químico del cerebro. Como era de esperar, la cetosis es una técnica de pérdida de peso muy solicitada. Los planes de comidas bajos en carbohidratos incluyen la parte inicial de la dieta tanto de Paleo como de Atkins, que enfatizan el consumo de proteínas para alimentar el cuerpo. Además de ayudarle a quemar grasa, la cetosis controla el hambre y ayuda a mantener la musculatura.

En una persona sana promedio no embarazada que no sufre de enfermedades como la diabetes, la cetosis normalmente ocurre después de 3 a 4 días de consumir menos de 50 gramos de carbohidratos al día. La cetosis también puede ser activada por el ayuno.

Se han realizado algunos estudios que indican que las dietas cetogénicas pueden reducir el riesgo de enfermedades del corazón. Sin embargo, otras investigaciones sugieren que también puede ayudar a las personas con diabetes tipo 2, síndrome metabólico y resistencia a la insulina. Hay investigaciones en curso sobre los efectos de una dieta cetogénica sobre el cáncer, los trastornos del sistema nervioso, el acné y el síndrome de ovario poliquístico.

Aquí se presentan algunos datos rápidos sobre la cetosis que le ayudarán a entender este estado de manera aún más efectiva:

- La cetosis sucede cuando el cuerpo no tiene suficiente acceso a su combustible fundamental: la glucosa.

- La cetosis es una condición fisiológica donde las reservas de grasa de su cuerpo son destruidas para generar energía (un ácido llamado cetona también se desarrolla durante el proceso) en ausencia de la glucosa.

- Es importante señalar que los niveles de cetonas acumulados pueden ser peligrosos. Cuando los niveles de cetonas de su cuerpo suben, la acidez de la sangre también se eleva, conduciéndole a una condición de alto riesgo llamada cetoacidosis.

- La dieta cetogénica es seguida usualmente por personas que intentan perder peso sometiendo a su cuerpo a un colapso y quema de todos los recursos de grasa acumulada para obtener energía.

- Las personas que sufren de diabetes tipo 1 son más propensas a desarrollar la condición fatal de la cetoacidosis, la cual requiere tratamiento médico inmediato para prevenir un coma diabético.

¿La cetosis puede ser beneficiosa?

La cetosis puede tener un impacto positivo en las enfermedades cardiovasculares, el síndrome metabólico y la diabetes. También puede ayudar a aumentar los niveles de colesterol HDL (también conocido como colesterol bueno). Sin embargo, en general, estos beneficios para la salud pueden estar más relacionados con la pérdida de exceso de peso y el consumo de comidas más sanas que simplemente reducir la ingesta de carbohidratos.

La dieta cetogénica se ha empleado bajo supervisión médica para reducir las convulsiones en los niños afectados por la epilepsia que no responden a otras formas de tratamiento. La investigación ha sugerido que la dieta cetogénica también puede beneficiar a los adultos que sufren epilepsia, aunque se necesitan más estudios para corroborar este hallazgo.

La cetosis es conocida por potenciar nuestra memoria, aumentar las funciones cognitivas, facilitar una mejor claridad de pensamiento y conducir al control de las convulsiones. También se cree que reduce las migrañas. Los investigadores han descubierto un vínculo estrecho entre una dieta cetogénica y un aumento en las funciones cognitivas más el poder de la memoria (Neurobiology of Aging, 25 de marzo de 2004 (3): 311-4) en adultos que anteriormente luchaban con ella. Existe una creciente investigación que sugiere mejoras en múltiples etapas de la demencia. También se observa que la cetosis es eficaz para combatir el Mal de Parkinson.

En general, se cree que la cetosis es beneficiosa para la claridad mental, el enfoque, la reducción de la intensidad de la migraña y la mejora del equilibrio químico del cerebro para mejorar las funciones cognitivas y la memoria.

Según un estudio publicado en el laboratorio de Dom D'Agostino, se observó que la suplementación con cetona reduce la visibilidad del tumor y aumenta la supervivencia de los ratones afectados con cáncer metastásico.

La cetosis también se conoce por aumentar los niveles de energía y el sueño. Durante el cuarto o quinto día de estar en una dieta cetogénica, la mayoría de las personas ha observado un aumento en sus niveles generales de energía además de reducir los antojos de carbohidratos. Razón: niveles de insulina regulados y una fuente de energía fácilmente disponible. La investigación ha revelado que las dietas cetogénicas mejoran su sueño al reducir la REM y aumentar los patrones de sueño de onda lenta. Si bien aún se desconoce la causa exacta de esto, lo más probable es que se pueda atribuir al complicado cambio bioquímico en la utilización de las cetonas en el cerebro (como combustible para generar energía) en combinación con otros tejidos del cuerpo que queman la grasa directamente.

La cetosis también es conocida por reducir la inflamación, por lo que combate condiciones como la psoriasis, la artritis, el SII, el eccema y el acné. Uno de los beneficios ampliamente conocidos de la dieta cetogénica es la desinflamación, que ayuda a quienes siguen la dieta a combatir una serie de problemas de salud asociados con la inflamación. Los estudios han demostrado que el agente fundamental responsable de varias enfermedades inflamatorias está sometido a BHS, que es una de las cetonas clave generadas al seguir una dieta cetogénica. Por lo tanto, la cetosis tiene un efecto significativamente positivo en enfermedades como el acné, el eccema, la artritis, la psoriasis y otras enfermedades relacionadas con la inflamación.

La ganancia y resistencia muscular es otro beneficio notable de seguir una dieta cetogénica o alcanzar la cetosis. BHB es conocido por facilitar la ganancia muscular. Ha habido muchas versiones de fisicoculturistas que emplean la técnica cetogénica para ganar músculo y reducir la grasa.

La cetosis es fundamental para prevenir enfermedades del corazón, disminuir la presión arterial, reducir los triglicéridos y regular los perfiles de colesterol. Estos son nuevamente el resultado directo de mantener bajos y regulados los niveles de glucosa en la sangre del cuerpo. Una dieta cetogénica puede facilitar el proceso de controlar la presión arterial y reducir los niveles de triglicéridos.

Si bien usted puede estar desconcertado por cómo el consumo de un mayor porcentaje de grasa puede reducir los triglicéridos, la verdad es que la ingesta excesiva de fructosa es la clave para aumentar los triglicéridos. Las partículas HDL y LDL del cuerpo, que se utilizan para mover el colesterol y la grasa, también se ven afectadas positivamente por una dieta cetogénica. Facilita un aumento de HDL o colesterol bueno y mejora el nivel de LDL o colesterol malo.

Entrar en el estado de cetosis.

Como explicamos anteriormente, la cetosis es un proceso metabólico regular del cuerpo que se conoce por ofrecer múltiples beneficios para la salud. Durante el proceso de cetosis, nuestro cuerpo convierte la grasa almacenada en cetonas y comienza a utilizarlas para satisfacer sus requerimientos de energía.

Se han realizado investigaciones importantes que vinculan las dietas que causan la cetosis a la pérdida de peso y otros beneficios para la salud. Debido a la característica que suprime el apetito, se sabe que la cetosis es un método eficaz para perder peso. Las investigaciones futuras también han sugerido que la cetosis puede ser eficaz contra varios trastornos neurológicos, la diabetes tipo 2 y otras afecciones. Esto nos lleva al punto principal ahora: ¿cómo se entra en el estado de cetosis?

Lograr el estado de cetosis no es un proceso fácil. Se necesita un poco de planificación, detalle y trabajo. Si bien algunas personas creen erróneamente que es tan simple como reducir su consumo de carbohidratos, se necesita más para lograr un estado de cetosis.

Aquí tiene algunos de los consejos más efectivos para ayudarle a entrar en el estado de la cetosis:

1. Reducir la ingesta de carbohidratos: este es probablemente el indicador más importante para entrar en el estado de cetosis. En condiciones normales, las células de su cuerpo utilizan azúcar o glucosa como la fuente principal de energía para alimentar las actividades diarias del cuerpo. Sin embargo, la mayoría de las células de su cuerpo también utilizan otras fuentes de energía, que incluyen las cetonas. La glucosa se almacena en nuestros músculos e hígado en forma de glucógeno. Cuando reducimos nuestra ingesta de carbohidratos, estas reservas de glucógeno almacenadas en el hígado y los músculos comienzan a agotarse, lo que directamente resulta en una reducción hormonal de insulina. Esto, a su vez, conduce a la liberación de ácidos grasos de las reservas de grasa almacenadas en el cuerpo. Nuestro hígado cumple la función de convertir estos ácidos grasos en beta-hidroxibutirato, acetona y acetoacetato, cuerpos de cetona. Las cetonas se emplean como fuentes de energía para alimentar ciertas funciones del cerebro.

No existe un nivel de restricción de carbohidratos estipulado universalmente para inducir el estado de cetosis. Varía de persona a persona. Mientras que algunas personas requieren restringir su consumo neto de carbohidratos (la suma total de carbohidratos menos fibra) a 20 gramos al día, otros pueden lograr la cetosis mientras consumen el doble de esta cantidad de carbohidratos. Todo se resume a su tipo de cuerpo, funciones fisiológicas y salud en general. Es precisamente por esta razón que las dietas como la popular dieta Atkins sugieren que su ingesta de carbohidratos debe limitarse a 20 o menos gramos por día para garantizar el estado de cetosis.

Una vez que logre este estado, usted puede continuar incluyendo lentamente pequeñas cantidades de carbohidratos en su dieta. Asegúrese de que el proceso de cetosis no se vea afectado por la ingesta de carbohidratos. La idea es agregar pequeñas cantidades gradualmente, mientras se mantiene la cetosis. Si tiene la intención de lograr el estado de cetosis con fines terapéuticos, debe implementarse solo bajo el asesoramiento y la supervisión de un médico. Al restringir su consumo de calorías a 20-25 gramos netos por día, se reducen los niveles de azúcar en la sangre y la insulina, lo que provoca la liberación de reservas de ácidos grasos que el hígado convierte en cetonas.

2. Aumente su actividad física: un número cada vez mayor de estudios sugiere que permanecer en la etapa de cetosis puede tener un impacto positivo en algunas formas de entrenamiento atlético, como la resistencia. Aumentar su actividad física y seguir un régimen regular de ejercicios puede ayudarle a lograr la cetosis.

¿Cómo sucede esto? Cuando hacemos ejercicio o realizamos actividades físicas intensas, las reservas de glucógeno de nuestro cuerpo se agotan. En circunstancias normales, estas reservas agotadas se reponen cuando consumimos carbohidratos, que luego se descomponen en glucosa y, por último, en glucógeno. Sin embargo, cuando nuestra ingesta de carbohidratos es restringida, las reservas de glucógeno permanecen bajas. Luego, el hígado intensifica su generación de cetonas que pueden utilizarse como un combustible alternativo para los músculos en ausencia de fuentes de energía regulares. La investigación ha indicado que cuando las concentraciones de cetonas en nuestra sangre son bajas, el ejercicio aumenta la velocidad con la que se generan las cetonas. Sin embargo, cuando hay una alta concentración de cetonas en la sangre, las cetonas en realidad se reducen durante un período más corto con el ejercicio. Por lo tanto, el ejercicio puede no producir resultados negativos independientemente de la proporción de cetonas en la sangre.

Aparte de esto, las investigaciones sugieren que ejercitarse durante el estado de ayuno aumenta los niveles de cetonas en el cuerpo. Es importante saber que, si bien el ejercicio aumenta la producción de cetonas, nuestro cuerpo tarda unos 7-28 días en acostumbrarse a utilizar ácidos grasos y cetonas como fuentes de energía principales. No se disparará la cetosis haciendo ejercicio en ayunas durante uno o dos días. Llegar allí llevará tiempo, paciencia, observación y esfuerzo.

En general, aumentar su actividad física puede aumentar los niveles de cetonas de nuestro cuerpo cuando se está siguiendo una dieta restringida en carbohidratos. Este efecto también se puede aumentar ejercitándose mientras se está ayunando.

3. Aumente el consumo de grasa buena: incluir alimentos grasos más saludables en su dieta puede aumentar sus niveles de cetonas y ayudarlo a lograr la cetosis. Una dieta cetogénica baja en carbohidratos no solo reduce la ingesta de carbohidratos, sino que también tiene un alto contenido de grasa buena. Las dietas cetogénicas seguidas para bajar de peso, mejorar el rendimiento deportivo y mejorar la salud metabólica generalmente ofrecen del 60 al 80 por ciento de las calorías solo de la grasa. La dieta cetogénica original que se utilizó para la epilepsia tiene una concentración de grasa aún mayor (generalmente el 90 por ciento de sus calorías se proporcionan a través de la grasa).

Un alto consumo de grasa no necesariamente significa niveles más altos de cetonas, por eso no haga de la grasa la base de su plan de dieta. Dado que la grasa comprende un porcentaje considerable de su plan de dieta cetogénica, es vital elegir fuentes de alta calidad de grasas buenas para que su dieta sea efectiva. Algunas fuentes principales de grasas buenas incluyen el aceite de coco, el aceite de oliva, el sebo, la mantequilla y el aceite de aguacate. Aparte de esto, hay varios alimentos nutritivos con alto contenido de grasa que tienen un bajo contenido de carbohidratos. Si desea entrar en la cetosis para perder peso, es vital asegurarse de que no está aumentando el número total de calorías, ya que es posible que no ofrezca los resultados deseados.

4. Haga un ayuno corto: otro método para alcanzar la cetosis es estar sin comer durante varias horas. Varias personas logran una etapa de cetosis leve desde la cena hasta el desayuno, cuando no ingieren alimentos durante unas buenas 10 a 12 horas. Los niños que sufren

de epilepsia a veces son sometidos a un ayuno de 24 a 48 horas bajo supervisión médica antes de someterlos a una dieta cetogénica. Esto se hace con el fin de lograr el estado de cetosis más rápido para controlar las convulsiones. También se sabe que el ayuno intermitente, que implica realizar ayunos frecuentes de corta duración, es eficaz para inducir la cetosis.

El ayuno de grasa es otro enfoque que produce resultados similares al ayuno y, al mismo tiempo, aumenta las cetonas. Al ayunar con grasas, una persona consume alrededor de 1.000 calorías al día, de las cuales de un 80 a un 90 por ciento se derivan de la grasa. Por lo tanto, la ingesta baja en calorías combinada con un alto contenido de grasa puede ayudarlo a adentrarse en la cetosis.

Dado que un ayuno de grasa tiene un bajo contenido de proteínas y calorías, no debe implementarse durante más de cuatro a cinco días para evitar el exceso de pérdida de masa muscular. Puede ser difícil seguir un ayuno de grasa durante más de un par de días. Ayunos como el ayuno intermitente y el ayuno de grasa, facilitan el proceso de cetosis.

5. Mantenga una ingesta de proteínas suficiente: para lograr el estado de cetosis se requiere un consumo de proteínas que sea suficiente, aunque no excesivo. La dieta cetogénica original utilizada para la epilepsia limita tanto la ingesta de carbohidratos como de proteínas para optimizar los niveles de cetona. Algunas investigaciones sugieren que la misma dieta también puede ser ventajosa para los pacientes con cáncer, ya que inhibe el crecimiento del tumor para la mayoría de las personas, aunque la restricción de proteínas para aumentar la producción de cetonas no se sabe que sea saludable.

Para comenzar, su cuerpo necesita suficientes proteínas para suministrar aminoácidos al hígado, que luego se utilizan para la gluconeogénesis, lo que literalmente significa "construir nueva glucosa". Durante este proceso, nuestro hígado se convierte en una fuente de glucosa para algunas partes del cerebro y el riñón a lo largo de los glóbulos rojos que no pueden utilizar las cetonas como fuente de energía. Además, su ingesta de proteínas debe ser suficiente para mantener la masa muscular cuando se restringe la ingesta de carbohidratos del cuerpo, especialmente cuando está alcanzando la cetosis para perder peso. La pérdida de peso generalmente puede resultar en la pérdida de grasa y músculo. El consumo de proteínas suficientes en un plan cetogénico de carbohidratos extremadamente bajos puede conducir a la preservación de la masa muscular. Múltiples estudios han revelado que la conservación de la masa muscular y el rendimiento de las actividades físicas se optimizan cuando nuestra ingesta de proteínas se mantiene entre 0,55 y 0,77 gramos por una libra de masa magra. En la investigación de pérdida de peso, se ha demostrado que los planes de carbohidratos extremadamente bajos con una ingesta suficiente de proteínas (dentro del rango especificado anteriormente) no solo inducen, sino que también mantienen la cetosis.

La conclusión es que consumir muy poca proteína puede causar la pérdida de masa muscular vital, mientras que el consumo en exceso de proteínas puede inhibir el proceso de producción de cetonas.

6. Evalúe los niveles de cetona y ajuste su dieta de acuerdo con esto: casi como todo en los planes de dieta, nutrición y programas de pérdida de peso, lograr y mantener la cetosis no tiene reglas universales. Es un proceso más individualizado. Algo que le conviene más a alguien, puede que no le convenga a usted. Del mismo modo, puede encontrar algunos consejos que funcionan mejor para usted que para otra persona. Siga probando los niveles de cetonas de su cuerpo para asegurarse de que está en camino cuando se trata de alcanzar sus objetivos de cetosis.

Hay tres tipos fundamentales de cetonas (acetoacetato, acetona y beta-hidroxibutirato) que se miden a través de la orina, el aliento y la sangre de una persona. La acetona se mancha en el aliento, y la investigación ha concluido que medir los niveles de acetona en el aliento, es una forma bastante fiable de examinar la cetosis en los seguidores de la dieta cetogénica. Se utiliza un medidor "ketonix" para medir los niveles de acetona de la respiración. Usted respira en el medidor y está atento a un destello de color que indica si actualmente está en cetosis, así como su nivel de cetosis. Otra forma de medir las cetonas es usando un medidor de cetonas en sangre. Funciona como un medidor de glucosa. Se coloca una tira con una pequeña gota de sangre en el medidor para medir los niveles de beta-hidroxibutirato de su sangre. También es un indicador válido de los niveles de cetosis de su cuerpo.

Las cetonas en la orina conocidas como acetoacetatos, se pueden medir con la ayuda de tiras de orina de cetona. Estas tiras se sumergen en la orina del practicante de la cetosis y, dependiendo de la sombra en que se convierta (en diferentes tonos de púrpura y rosa), se puede determinar el nivel de cetona de la persona. Según un estudio reciente, nuestras cetonas están en su nivel más alto durante las primeras horas del día y después de la cena, mientras se sigue el plan de dieta cetogénica. Utilizando cualquiera de los métodos mencionados anteriormente, se pueden medir los niveles de cetonas de su cuerpo y realizar los cambios necesarios en su dieta según su estado de salud individualizado, sus objetivos y sus niveles de comodidad. La medición de las cetonas es una buena manera de medir si necesita realizar cambios para lograr la cetosis.

Capítulo Siete: Mitos Desmentidos sobre el Ayuno

Todos hemos escuchado información sobre cómo el ayuno puede ser malo o poco saludable. Sin embargo, permítame decirle por adelantado: la mayoría de la basura que escuchó sobre el ayuno no tiene ninguna base científica. Aquí desmentiremos los mitos de ayuno más comunes que ha escuchado.

Mito 1 – El Ayuno disminuye el metabolismo del cuerpo.

El metabolismo es el combustible energético del cuerpo para mantener sus células funcionando normalmente. Es una agregación de todas las funciones fisiológicas que ocurren en su cuerpo para mantenerlo vivo. La mayoría de las veces, su tasa metabólica básica está estrechamente relacionada con su peso.

Los orígenes de este mito son desconocidos, y es claramente falso. A pesar de la creencia generalizada de que nuestro metabolismo se ralentiza con el ayuno, algunos estudios han sugerido que lo único que importa es la cantidad total de alimentos que se toman y no el patrón de consumo de los alimentos. Esto sugiere que la frecuencia con la que come o los horarios de sus comidas no determinan la composición del cuerpo. Incluso durante los ayunos como el ayuno intermitente o en días alternos, la razón para comer y ayunar en horarios específicos es consumir menos alimentos en general y no quemar la grasa existente del cuerpo para obtener energía. No se trata tanto de cuando se come.

La consideración más importante es la cantidad de alimentos que consume con respecto a la composición corporal y el peso. También depende mucho de la calidad de los alimentos que come. El metabolismo de su cuerpo es una suma total de todo lo que se requiere para sobrevivir. ¡No es un fuego misterioso! No tiene que obsesionarse con aumentarlo constantemente. Más bien, intente optimizarlo de una manera sana y equilibrada.

El ayuno no disminuye su metabolismo, ni es lo mismo que la inanición, contrariamente a la equivocada idea popular. El concepto mismo de inanición es un importante mito del ayuno, a menos que una persona esté realmente muerta de hambre por elección. Ayunar y morir de hambre no son lo mismo. De hecho, usted está quemando la cantidad de calorías que su cuerpo está programado para quemar. Aparte de agregar ejercicio, no hay una manera de deshacerse de más calorías. A través del ayuno, solo hay una cantidad estipulada de calorías que su cuerpo está preparado para quemar. Por lo tanto, la única forma de perder peso mediante el ayuno es consumir menos alimentos o hacer ejercicio, o hacer ambas cosas.

Decir que comer mejora el metabolismo de su cuerpo es como decir que mantenerse atento todo el tiempo mejora la salud: es una afirmación sin sentido. Por el contrario, el ayuno proporciona a su mecanismo digestivo una oportunidad para descansar. Lo bastante como parpadear ofrece un respiro a nuestros ojos.

¿Alguna vez se preguntó por qué las personas que consumen comidas cada pocas horas aún logran perder peso? Las dietas frecuentes son efectivas mientras operen dentro del principio de déficit de calorías. El verdadero problema surge cuando, durante un período de tiempo, las comidas frecuentes reducen la sensibilidad a la insulina y otros problemas de salud.

Mito 2 – Ganará peso cuando termine el ayuno.

Si está ayunando para bajar unas cuantas libras de más y verse esbelto, bien tonificado y en forma, tendrá un montón de detractores que lo desmotiven a la hora de hacer un ayuno al afirmar que no tiene sentido o que todo el peso que pierda vuelve a acumularse una vez que deje de ayunar. ¡No podrían estar más equivocados!

Si su principal objetivo para ayunar es la pérdida de peso, probablemente usted consumía más calorías de las que estaba perdiendo. Lo más probable es que quisiera revertir el proceso para lograr sus objetivos de pérdida de peso. Cuando deje de ayunar y vuelva a los patrones de alimentación anteriores, obviamente recuperará peso. La razón es simple: ha vuelto al proceso inicial de ingerir más calorías de las que estaba utilizando. ¿Qué tiene esto que ver con el ayuno? Se trata simplemente de la disciplina y el equilibrio que lo mantiene en sus planes de comidas después del ayuno.

Solo porque ayunó, no puede volver a sus viejas costumbres y milagrosamente esperar no acumular las libras perdidas si no está comiendo bien. Si está consumiendo comidas poco saludables, grasas y altas en calorías, obviamente aumentará de peso. El ayuno anterior no le ayudará a evitar esto. Conoce la definición de locura, ¿verdad? Si sigue haciendo lo que siempre ha hecho, seguirá obteniendo los mismos resultados. Si desea algo diferente, debe estar preparado para hacer algo que nunca ha hecho. Si gasta más calorías de las que consume a través de una alimentación y ejercicio equilibrados, podrá mantener los resultados posteriores al ayuno. Es tan simple como eso.

Los resultados del ayuno y pérdida de peso a largo plazo implican cambios en su estilo de vida. ¿Está preparado para hacer estos cambios? Debe crear una serie de hábitos nuevos y de largo plazo que se conviertan en la base de un estilo de vida equilibrado y saludable. No vea el ayuno como una píldora milagrosa todo en uno para sus objetivos de pérdida de peso y salud. En todo caso, puede ayudarle a alcanzar sus objetivos de salud o pérdida de peso a corto plazo. No le ayudará a mantener los resultados a largo plazo si regresa a hábitos de comida y estilo de vida poco saludables.

El cambio se produce al pensar, actuar y comer de manera diferente, junto con la creación de un mecanismo para sostener este cambio. Una de las ideas erróneas más generalizadas acerca de este mito es que una persona gana peso instantáneamente después de detener el ayuno. Esto sucederá solo si usted termina comiendo en exceso y compensando la ingesta reducida de calorías durante la fase de ayuno. Si termina comiendo mucho más de lo usual después del ayuno en un intento por sobre compensar o consumir calorías adicionales, es evidente que acumulará libras de más.

He escuchado a algunas personas decir con confianza que la pérdida de peso durante el ayuno es simplemente una reducción de agua en el peso y el glucógeno muscular. Esto puede ser en parte cierto. Sin embargo, este proceso va mucho más allá. La realidad es que un practicante de ayuno perderá grasa corporal de alguna forma. Puede que no sea un proceso rápido o inmediato. Sin embargo, si sigue las reglas del ayuno de manera disciplinada y determinada durante un período de tiempo, definitivamente verá los resultados.

La pérdida de grasa no es un proceso instantáneo, es gradual. El peso del agua, por el contrario, puede ser vertido rápidamente. Por lo tanto, el ayuno no se trata realmente de reducir el peso del agua.

Mito 3 – El ayuno lo mantiene con la energía baja.

Aquí hay otra burbuja sobre el ayuno que puede estallar. Sí, durante los primeros días de su ayuno puede experimentar una sensación de mareo o falta de energía. Esto es especialmente cierto para las personas cuyos cuerpos no están acostumbrados a ayunar o que están acostumbrados a comer cada dos horas. El cuerpo sufrirá algún tipo de shock o tomará tiempo para acostumbrarse a estar sin comer. Sin embargo, una vez que su cuerpo se adapte a un estilo de vida en ayunas, no habrá que mirar atrás. No se sentirá con poca energía cuando se salta las comidas o limitando su consumo de calorías. Por el contrario, terminará sintiéndose mucho más ligero, más enérgico y generalmente positivo. Los practicantes de ayuno experimentados siempre son vibrantes, positivos y vigorosos. ¡No tienen escasez de energía!

Piénselo así: el hambre puede ser el motivador más básico que nos impulsa. ¿Por qué los depredadores se van de caza en las condiciones más extremas cuando tienen hambre? Cuando experimentamos retortijones por hambre, hemos gastado la mayor parte de nuestra energía. No queda casi nada por lo que volver a caer. Cuando tiene hambre durante un ayuno, su cuerpo está preparado para hacer el trabajo más difícil.

La forma de enfrentarse a esto es no concentrarse en el hambre. Enfóquese en otro asunto en lugar de pensar cuándo va a comer su próxima comida. Manténgase ocupado y distraído. Si bien algunas personas dicen (e incluso he mencionado esto) que uno no debe ayunar en días muy estresantes y físicamente exigentes, usted puede ayunar en los días en que sabe que estará ocupado solo para desviar la atención del hambre. El ayuno puede ser una experiencia muy placentera, satisfactoria y manejable si está dotado de la estrategia para afrontarlo adecuadamente.

Algunos dietistas inteligentes confesos le recomendarán comer comidas pequeñas periódicamente para mantener su hambre bajo control. Según un estudio reciente (https://www.ncbi.nlm.nih.gov/pubmed/20339363), tres comidas altas en proteínas al día producen una mayor sensación de saciedad y control del apetito/hambre que seis comidas altas en proteínas. Por supuesto, comer con frecuencia funciona para algunas personas y depende completamente del patrón de alimentación con el que su cuerpo se sienta cómodo. Sin embargo, las afirmaciones absolutas como "comer frecuentemente frena el hambre" no son ciertas. De hecho, no hay verdades absolutas cuando se trata de determinar cuántas comidas se deben consumir en un día. Depende de los requisitos de su cuerpo y de su composición única. Estos mitos a menudo se originan en estudios de laboratorio que tienen poca relevancia con los patrones de alimentación del mundo real. Las investigaciones actuales revelan que una dieta equilibrada y normal con ingestas de proteínas que generalmente se siguen en dietas regulares y no restringidas, indican un mayor control del apetito cuando se consumen menos comidas y más grandes que las comidas más pequeñas y frecuentes.

Mito 4 – Comer pequeñas comidas mantiene controlado su nivel de azúcar en la sangre.

De acuerdo con los expertos en dieta, comer comidas pequeñas con frecuencia lo ayuda a controlar su hambre mientras aumenta sus niveles de energía.

Existe un miedo psicológico inherente (sí, lo llamo psicológico más que fisiológico) asociado con no comer a menudo. Pensamos que sufriremos hambre (condicionados como estamos para equiparar una alimentación frecuente con una mente y un cuerpo sanos) y un deterioro cognitivo si no comemos a menudo. Lógicamente, considere los efectos evolutivos de esta noción por un tiempo. Si esto fuera cierto, el hombre siempre ha estado ayunando intencionalmente o no a lo largo de la historia. Ha habido calamidades naturales como hambrunas e inundaciones que han obligado a la gente a ayunar. ¿Usted realmente cree que podríamos sobrevivir o funcionar normalmente si comer con frecuencia fuera fundamental para nuestra existencia? La verdad es que no es necesario.

Las sobrevaloradas compañías de alimentos que venden sus productos poco saludables, le harán creer que comer con frecuencia es esencial para la buena salud. Esto no es más que una manipulación de marketing al más alto nivel, engañándole para que crea que debe seguir comiendo con frecuencia para sobrevivir.

Honestamente, regular el nivel de azúcar en la sangre no es la máxima prioridad. Nuestro cuerpo ha desarrollado muchas vías efectivas para garantizar que suceda durante las condiciones más extremas. Llevará alrededor de 84 horas de ayuno para alcanzar un estado en el que su nivel de azúcar en la sangre haya caído lo suficiente como para tener consecuencias perjudiciales en el estado mental. No hay forma de que unas pocas horas de ayuno puedan causarle un desequilibrio mental, a menos que esté sufriendo una afección médica.

Incluso después de 84 horas de ayuno, el estado mental afectado es un proceso temporal cuando el cerebro se adapta a la utilización de cetonas. Mientras ayuna durante 48 horas o durante la privación de calorías extremas, el azúcar en la sangre del cuerpo se mantiene dentro de un rango normal. Nuestro rendimiento mental no se ve afectado negativamente por ello.

El azúcar en la sangre es uno de los muchos atajos de retroalimentación utilizados para regular el hambre. La idea generalizada de que la reducción del azúcar en la sangre conduce al hambre es errónea e incorrecta. El bajo nivel de azúcar en la sangre no se traduce automáticamente en hambre, y no debería hacer sonar las alarmas. El azúcar bajo es simplemente una indicación de un rango inferior o umbral. Esto puede estar sujeto a múltiples factores como una dieta habitual, la genética y la ingesta de energía del cuerpo. Lo más importante es que se basa en planes de comidas arraigados, controlados por la grelina y otras hormonas. Principalmente, esto se traduce en cambios de azúcar en la sangre siguiendo un patrón de comida al que estamos acostumbrados. La noción de que una caída en el azúcar en la sangre provoca hambre no tiene una base clara. Es un intento de explicar por qué algunas personas pueden afrontar fácilmente los períodos de ayuno regulares sin ningún efecto secundario negativo.

Mito 5: El ayuno causa pérdida de masa muscular.

Este mito probablemente se origina a partir de la noción de que es vital tener una ingesta constante de aminoácidos en el cuerpo para prevenir la pérdida muscular. Nuestros cuerpos absorben proteínas a un ritmo extremadamente lento. Después de una gran comida rica en proteínas, los aminoácidos ingresan a nuestro torrente sanguíneo durante muchas horas.

El catabolismo de proteínas plantea un desafío solo durante los períodos de ayuno extendido. Esto ocurre cuando el glucógeno almacenado del cuerpo comienza a agotarse. Para mantener la glucosa en la sangre, el aminoácido es convertido en glucosa. Esto sucede lentamente, y si los aminoácidos no se pueden obtener a través de los alimentos, se toman las proteínas de las reservas almacenadas del cuerpo, como los músculos.

Mito 6: Saltarse el desayuno hace que engorde.

Según la percepción popular, saltarse el desayuno está estrechamente relacionado con el aumento de peso. Las personas que se saltan el desayuno muestran un menosprecio general por la salud y la alimentación saludable. Su alimentación es tan errática o movida por el impulso, que es responsable del aumento de peso. Una vez más, nada podría estar más lejos de la verdad. El aumento de peso no tiene realmente que ver con saltarse el desayuno, ya que esta noción no tiene una base científica. Aunque no hay una base científica para apoyar la idea, las personas creen que saltarse el desayuno está estrechamente relacionado con un mayor peso corporal. Las personas que se saltan el desayuno son más propensas a la dieta, lo que significa que, por defecto, hay mayores posibilidades de que sean más pesadas que las personas que no hacen dieta.

Tenga en cuenta que esas personas que se saltan el desayuno sin ningún motivo no son del tipo que se preocupa por llevar un estilo de vida saludable o por comprender las necesidades nutricionales de su cuerpo. Son personas que probablemente comen de manera más errática o llevan vidas excesivamente ocupadas. Son el tipo de personas que siguen dietas de emergencia y comen en el rebote. Todo esto causa estragos en el cuerpo y devuelve todo el peso. Hay un argumento para consumir el desayuno regularmente, ya que los humanos en general somos más sensibles a la insulina en las primeras horas del día. Sí, nos volvemos más sensibles a la insulina después del ayuno durante la noche o más bien nuestra sensibilidad a la insulina está en el pico máximo durante la primera comida del día. La sensibilidad a la insulina se reduce después de que se gasta el glucógeno del cuerpo. Si no ha comido durante aproximadamente 9-10 horas, su glucógeno hepático se agota levemente. Esto aumenta la sensibilidad a la insulina, y puede suceder en cualquier momento cuando no ingiera alimentos durante más de 8 horas. No tiene nada que ver con los poderes especiales de la hora de la mañana. Entonces, no hay nada de cierto en que el desayuno sea la comida más importante del día o que saltarse el desayuno lleve a perder peso. La sensibilidad a la insulina ocurre cada vez que ayuna, ya sea durante la noche o durante el día, ya que tiene que ver con el proceso fisiológico relacionado con el agotamiento del glucógeno. Esto no tiene relevancia en relación con la hora del día ni con el impacto biológico del tiempo en el cuerpo.

Mito 7: Nuestro cerebro necesita un suministro constante de glucosa.

Algunas personas opinan que si no consumimos carbohidratos cada pocas horas nuestro cerebro no funcionará de manera efectiva. Esto está basado en la creencia de que nuestro cerebro solo puede utilizar la glucosa o el azúcar en la sangre para cumplir con los requisitos de energía o para alimentar las funciones normales del cuerpo. No hay absolutamente ninguna verdad en esto. Sin embargo, lo que se omite en esta discusión es que nuestro cuerpo es capaz de generar glucosa a través del proceso de gluconeogénesis. Esto ni siquiera se requerirá en la mayoría de los casos de ayuno, ya que nuestro cuerpo tiene suficientes reservas de glucosa almacenadas dentro de las cuales se puede utilizar para alimentar el cerebro durante muchas horas. Incluso durante los ayunos a largo plazo, las dietas bajas en carbohidratos y la inanición, nuestros cuerpos están acostumbrados a generar cetonas a partir de la grasa dietética. Los cuerpos cetónicos pueden ofrecer energía al cerebro para reducir significativamente sus necesidades de glucosa.

Durante un ayuno prolongado, nuestro cerebro puede sostenerse sin esfuerzo con la ayuda de cuerpos cetónicos además de la glucosa generada a partir de grasas y proteínas. Si nuestros cerebros realmente necesitaran un suministro constante de glucosa, tendría sentido desde un punto de vista evolutivo que no fuéramos capaces de sostenernos sin una fuente perpetua de carbohidratos. Sin embargo, esto es una falacia. Si este fuera el caso, los humanos como raza se habrían extinguido hace miles de años. El hombre primitivo no tenía acceso a un suministro regular de carbohidratos. Algunas personas informan que experimentan una sensación de hipoglucemia cuando dejan de comer por algún tiempo. Si descubre que esta sensación es algo que experimenta, puede optar por un plan de comidas de mayor frecuencia después de consultar a un médico.

La conclusión es que nuestro cuerpo es capaz de generar glucosa para alimentar al cerebro con su cuota de energía requerida, incluso cuando se encuentra en una fase de ayuno a largo plazo o inanición. Algunas partes también pueden utilizar cuerpos cetónicos para obtener energía.

Conclusión

Honestamente espero que este libro haya sido capaz de ayudarle a obtener información valiosa y poco conocida sobre el proceso de ayuno, sus beneficios, los métodos de ayuno más ventajosos y adecuados, y cómo evitar los problemas o peligros del ayuno.

El siguiente paso es simplemente dejar de soñar con resultados sorprendentes y actuar de inmediato. Si usted está sano y no tiene problemas médicos, requisitos de salud o condiciones especiales, realmente no hay un momento ideal para ayunar; el momento adecuado es cuando usted decide hacerlo.

He agregado un montón de técnicas poco conocidas, estrategias probadas y comprobadas, y sugerencias/pautas viables para ayudarle a comenzar su viaje en el camino hacia una alimentación saludable, consciente y con propósito. Desde los principiantes del ayuno hasta los dietistas experimentados, cualquiera puede disfrutar de los beneficios de las estrategias fáciles de seguir, sencillas y efectivas mencionadas en este libro.

Seleccione el plan de ayuno que mejor se adapte a su estilo de vida, objetivos de pérdida de peso y objetivos generales de salud. Ningún plan es mejor que otro. El que sea apropiado para sus objetivos y estilo de vida es el mejor para usted. Del mismo modo, no se rinda cuando le ponga a prueba. Tómese un descanso del ayuno o coma un poco antes de que termine su ventana de ayuno, pero no se rinda.

Finalmente, si disfrutó leyendo el libro, por favor tómese un poco de tiempo para compartir sus opiniones publicando una reseña en Amazon. ¡Se lo agradecería!

¡Este libro está aquí para enseñarle a comer con un propósito, perder peso y tener una vida saludable!

www.ingramcontent.com/pod-product-compliance
Lightning Source LLC
Chambersburg PA
CBHW032102280526
45784CB00013B/2939